NO LIMITE DO STRESS

*TUDO QUE APRENDI COM MEU BURNOUT
E QUE PODE SER ÚTIL PRA VOCÊ*

ROBERTA CARUSI

Copyright © 2018 de Roberta Carusi
Todos os direitos reservados. Este livro ou qualquer parte dele não pode ser reproduzido ou usado de forma alguma sem autorização expressa, por escrito, da autora, exceto pelo uso de citações breves em uma resenha ou divulgação.
Primeira edição, 2018
ISBN 9781731047731

Dedico esse livro a todas as pessoas que me seguem no YouTube e nas redes sociais, tentando, como eu, tirar o stress da vida para viver com saúde. Tamo junto.

ÍNDICE

O CAVALO PSICOPATA	6
O BURNOUT	10
O TRECO	12
OS MÉDICOS	17
O VITIMISMO	33
O ASSÉDIO	39
A ANSIEDADE	54
A CULPA	60
OS SINAIS	64
A FADIGA DE ADRENAL	70
OS SINTOMAS	74
O TRATAMENTO MÉDICO	78
A TERAPIA	86
AS TERAPIAS ALTERNATIVAS	90
AS RECAÍDAS	107
OS MEDOS	111
A LEI	127
MINHAS CONCLUSÕES	129
AGRADECIMENTOS	141

O CAVALO PSICOPATA

Na virada de dois mil e treze pra dois mil e quatorze, eu me enfiei em um hotel-fazenda para poder andar a cavalo todos os dias.

Sim, haja bunda.

Mas acontece que eu tinha descoberto recentemente que amo andar a cavalo. Mas amo num grau que eu não sei como eu não nasci Ana Raio ou segui em uma carreira de palhaço de rodeio.

Bem, eu sei. Acontece que eu sempre fui, ao mesmo tempo, muito gorda e muito conscienciosa de que sentar cento e vinte quilos no lombo do cavalo é pedir pra dar merda.

E aí aos quarenta anos eu emagreci quarenta quilos e resolvi compensar uma vida em quinze dias. Era pocotó atrás de pocotó.

E um dia alguém cometeu um erro e trouxe pra mim, uma hóspede que precisava da alça de aprendizado da sela, um cavalo que não era do hotel.

Era de alguém que pagava a hospedagem do seu próprio cavalo.

Um cavalo que não era selado há três meses, conforme soube depois.

E era um cavalo maravilhoso, gigantesco, indócil, pelo qual eu me apaixonei à primeira vista e, vendo o brilhinho nos meus olhos, o tratador, que já era meu chapa àquela altura, me chamou e me colocou lá em cima.

E quando eu digo "me colocou lá em cima" pode entender literalmente, porque minha prática era tanta que, sem um banquinho, pra eu subir em um cavalo alguém precisava me empurrar pela bunda.

Nível de constrangimento: alto.

Porém, para minha sorte, número de flagrantes que chegaram ao YouTube: zero.

E os pangarés do hotel... pocotó, e o cavalo gigantesco comigo em cima... SUPER POCOTÓ TURBO. Eu me achando. E galopando lá na frente. E voltando pro grupo pangaré. E galopando de novo. Roberta, a amazona.

Até que, na volta, o cavalo mostrou, da forma mais traumatizante, que era um psicopata: ele disparou, a toda, correndo desesperadamente feito um filho da puta, e, não contente, resolveu passar, naquela velocidade, entre o pneu de um trator e um tronco que sustentava o telhado que protegia o trator da chuva.

Era um vão - no meio de um monte de espaço livre em volta, aliás - em que só cabia o cavalo. E até ele efetivamente chegar ao vão, eu achei que nem o cavalo ia caber.

Tudo isso durou de quinze a vinte segundos, se tanto, mas eu consegui antever os próximos anos da minha vida, a partir dali: eu iria ficar tetraplégica, como aquele ator que fez o Superman nos anos oitenta, depois de estraçalhar meus dois joelhos - o direito no trator, o esquerdo no tronco - por causa do cavalo psicopata dos infernos, e fraturar a coluna ao cair pra trás com o choque.

Junte aulas de física com ansiedade e esse é o nível de detalhamento dos pesadelos.

Eu iria ficar horas estirada no chão, no meio da lama, talvez com os tratadores e hóspedes em pânico tentando me socorrer e piorando a situação.

Iria de ambulância sacolejando em uma estrada de terra, até chegar em um hospital, um milhão de cirurgias, a depressão depois do diagnóstico irreversível, eu conversando com a Mara Gabrilli e dizendo "não consigo ser assim, me conte, por favor, como você pode ser tão maravilhosa nessa situação", eu voltando a morar com a minha mãe, as finanças da família escoando pelas mãos como areia.

Vi tudo isso em cinco segundos, enquanto ouvia, ao longe, os gritos dos hóspedes do grupo pangaré, e via o trator se aproximando de maneira catastrófica.

E, sem pensar, eu tirei os pés do estribo, levantei os joelhos o mais pra cima que eu consegui e me agarrei naquela sela como se ela fosse a porta e eu, a Rose, no filme do Titanic.

O cavalo parou bruscamente quando chegou na baia que estava à frente, e eu estava tão firme naquela posição salva-vidas que não cheguei nem a ameaçar cair. Eu simplesmente voltei com os pés no estribo, olhei em volta, entendi que não tinha ficado tetraplégica e ainda decidi continuar montada no cavalo até o ponto de chegada do passeio, que era mais em frente.

Pois ele disparou novamente e eu fui gritando SAI DA FRENTE para os hóspedes pedestres, até que alcançamos o ponto de chegada e o cavalo se lançou aos potões de ração que o esperavam.

Foi aí que eu vi o que tinha acontecido: nada.

As laterais dos meus dois pés ficaram inteiras raladas. E só.

Às vezes a gente se desespera porque racionaliza demais.

Às vezes a gente se desespera e tenta se jogar de um cavalo que não ia te derrubar.

Às vezes a gente precisa tomar um susto pra entender tudo isso.

Às vezes a gente precisa achar que vai morrer pra aprender que você pode deixar de sofrer e sabotar sua vida apenas tendo fé de que as coisas vão dar certo.

Esse episódio foi como um trailer do grande filme que ia estrear dali uns meses, no comecinho de maio de dois mil e quatorze, quando tive um treco e precisei me reinventar completamente, como única forma de me recuperar e conquistar o que eu mereço.

E, sim, no dia seguinte do passeio com o eqüino psicopata, fiz questão de ir de novo.

Pedi para o tratador me dar o maior cavalo que estivesse com a terapia em dia.

E não só fiz o passeio com o grupo como, depois, ele me levou pra fazer o caminho inteiro novamente, a galope, só eu, ele e os dois cavalos.

Foi uma das coisas mais libertadoras que já experimentei. Não tanto pelo passeio, mas por eu ter vencido meu medo.

Sem perceber, eu soltei a alça da sela e fiquei só com as rédeas na mão.

Algumas coisas ruins são bênçãos disfarçadas. É que a gente fica tão assustado que demora pra perceber.

Às vezes um dia, às vezes uma vida inteira.

O BURNOUT

Se você está sobrecarregado no seu trabalho, quando chega o fim do dia você está cansado; muitas vezes, exausto.

Você dorme, acorda e segue para mais um dia de trabalho.

Se você está sobrecarregado no trabalho, mas tem medo de ser demitido, tem medo de não dar conta, tem medo da concorrência, tem medo de ficar estagnado na carreira, não se sente valorizado, no fim do dia você está estressado.

Você tem dificuldade para dormir, sua cabeça não para, você acorda destruído e segue para mais um dia de luta - sabendo que vai perder.

Acontece que nosso corpo é programado para sobreviver e, quando você está em uma situação de stress, algumas funções físicas são alteradas, para você reagir e não morrer. Passou o stress, o corpo volta a funcionar como antes.

Mas, se essa situação de stress alto perdurar por muito tempo, essas funções alteradas viram o "normal". E aí, se você estiver em uma praia deserta, tomando um sorvete, olhando o mar… QUALQUER COISINHA que aconteça, você vai reagir como se estivesse no meio de uma guerra.

E um dia seu cérebro fala "olha, meu amigo, estou aqui dando meu melhor pra coordenar esse caos, mas não dá mais, eu não tenho mais de onde tirar energia, beijos, me liga" e desliga a chave-geral.

É um movimento desesperado para que o corpo não morra.

A isso se chama burnout.

Burnout é muito mais que cansaço. Muito mais que exaustão. É o limite máximo de um stress alto que se acumulou por muitos anos.

É a soma da sobrecarga de trabalho, da crise, da correria, da pressão por resultados, da autocobrança, das expectativas altas, da concorrência, da falta de reconhecimento, da falta de perspectivas, do ressentimento, da perda de autonomia, da falta de controle, da frustração, que vai tirando aos poucos sua vontade e sua capacidade de trabalhar, de planejar, de acreditar, de lutar, de sair, de se divertir, de conhecer lugares e pessoas.

No lugar dessa motivação aparece a fadiga, a dor de cabeça, a irritabilidade, a certeza de que você não está dando conta, a falta de memória, a azia, as tonturas, o isolamento, a insatisfação, a ansiedade, a queda de produtividade, a insônia, as crises de choro e os distúrbios alimentares.

Isso existe. Não é invenção, não é frescura, não é depressão,
não é fraqueza.

É um colapso mental, físico e emocional.

Tem gente que acorda um dia aos prantos e não consegue levantar pra ir trabalhar.

Tem gente que acha que está tendo um AVC.

Tem gente que acha que vai morrer dali dez segundos. Tem gente que acha que está louco.

Cada corpo, cada cenário, cada contexto, cada bagagem, uma situação diferente.

O TRECO

Um dia eu fui jantar com uma grande amiga. Fazia tempo que a gente não conversava, eu estava achando que estava muito feliz, porque tinha saído de um emprego mega furada fazia três dias.

Queria ficar um tempo como freelancer e achar um novo caminho, porque aquele lugar, aquelas pessoas (com poucas e honrosas exceções) tinham me levado ao limite. De novo.

Eu queria ter tempo para fazer coisas que não fossem trabalho, sem cliente me passando whatsapp às sete da manhã, às onze da noite, sem ter que checar e-mail antes de dormir, sem ter que lidar com mensagem de texto do chefe na madrugada pedindo alteração de trabalho que seria apresentado dali três ou quatro horas, sem precisar desmarcar tudo e qualquer coisa porque "teve alteração e vou ter que virar a noite" ou porque "saí da reunião agora, só vou conseguir chegar em casa lá pras quatro da manhã", sem ter que combinar com o cara do estacionamento de ligar pra ele quando o sol nascer pra abrir o portão, sem ter equipe, sem ter cargo alto, sem acumular cargo, sem ouvir de quem não faz sua parte que estou cobrando porque estou na TPM ou faz tempo que eu não trepo.

Eu tinha emagrecido quarenta quilos fazia pouco, estava fazendo treino de corrida, musculação, curtindo comprar roupas, descobrindo coisas novas; chega de só trabalhar, eu pensei.

Mal começamos a comer e senti, repentinamente, como se tivessem puxado minha alma de dentro de mim.

Senti minhas forças irem embora.

Meu corpo ficou mole.

Minhas mãos começaram a tremer.

Minha boca se encheu de saliva a ponto de eu pensar que ia vomitar no meio do restaurante phyno em que estávamos.

Não que seja legal vomitar no Habib's, mas né? Aquele monte de gente me olhando, imóveis, só esperando eu acabar de centralizar as atenções pra continuarem comendo seus quiches com saladinha e vinho.

Os sons do ambiente foram pra longe e eu realmente me desesperei nessa hora, porque, tendo hipoglicemia e disautonomia a vida toda, é só ficar sem comer algumas horas que eu desmaio. E o procedimento de decolagem do desmaio é assim.

Um chiado alto tomou conta dos meus ouvidos e eu só consegui falar pra minha amiga: "Rê, eu tô passando mal".

Ela tentou me acudir como pôde, chamou o garçom, pediu alguma coisa com açúcar (e aqui cabe a observação de que eu tava lá desmaia-não-desmaia e, quando dei por mim, eles estavam discutindo sobre as sobremesas do cardápio. Eu só não grudei na gola do moço porque eu não conseguia me mexer, e porque, pelo que me lembre, o uniforme não tinha gola, e falei "moço, pelamordedeus, me dá o sachê de açúcar do café mesmo". Nada de finezas na hora do horror. Aqui é curíntia!).

E nada de melhorar.

Consegui andar, não sei nem como, até os fundos do restaurante, onde o garçom, que era uma pessoa abençoada, me colocou em um colchãozinho, com travesseiro e tudo, certamente o abrigo de um dos funcionários.

Eu estava com muito frio, mas, ao mesmo tempo, tinha um ventinho gelado vindo não sei de onde, que foi como um soprinho de Deus, porque fez, de alguma forma, eu me sentir melhor.

Assim que minha amiga me informou que minha cor tinha voltado (eu tinha virado um queijo minas, de tão pálida), eu me pus em pé e fui direto pro banheiro, porque meu intestino falou "quero surtar também". Muito participativo ele.

Fomos para o PS.

Diagnóstico: nenhum.

Tudo absolutamente dentro do esperado. Pressão, temperatura, exames de sangue, teste de glicemia, ecocardiograma, tudo normal.

A cena que mais me marcou foi a que eu estava deitada na maca de exames, que é de metal, e eu tremia tanto que meu corpo batia ali, fazendo muito barulho.

E eu pensava "não é normal tremer desse jeito".

E ninguém, em momento nenhum, achou aquilo estranho.

Minha amiga colocou o casaco dela em cima de mim e fiquei assustadíssima em ver que não adiantou nada. Eu tremia descontroladamente.

E o médico querendo saber se eu estava grávida, tirando raio-x de pulmão e outras coisas que não faziam o menor sentido. Pelo menos pra mim.

Liberada, fui pra casa. Só que eu não me recuperei. Por anos.

Meus ouvidos ficaram com aquele chiado altíssimo o tempo todo. A visão, embaçada.

Eu tinha uma exaustão impressionante. Eu dormia quatorze horas todos os dias. Nas outras dez horas, eu ficava deitada no sofá vendo séries e filmes, só levantava pra ir ao banheiro e esquentar a comida.

Mas não conseguia chegar no banheiro, que fica a uma distância de nove passos do sofá, sem sentar.

A sensação era de que minhas pernas não estavam me aguentando, não tinham força de sustentação. Então eu e minha mãe colocamos um banco no meio do percurso.

E não conseguia também chegar à cozinha sem sentar, o que me impedia de fazer meu prato e esperar esquentar um minuto e meio no microondas.

Então, nas refeições, minha mãe, que mora no mesmo prédio, precisava subir e esquentar pra mim.

Tomar banho era um grande drama, porque não apenas eu não conseguia ficar em pé, como eu saía do chuveiro quase desmaiando. Literalmente.
E passei a tomar banho uma vez por semana, porque o terror de me estabacar em um banheiro pequeno e cheio de quinas, cerâmicas e vidros era paralisante.

Eu tinha dores em lugares que não sei o que são, que eram agudas, duravam um tempo e mudavam de lugar.

Minha cabeça pesava o mesmo que um caminhão cheio de concreto. O tempo inteiro.

E eu nunca tive tanto medo na minha vida.

E nunca me senti tão impotente, porque simplesmente não se sabia o que fazer. Nem eu, nem minha mãe, ninguém.

Se você não sabe qual é o problema, como você pode procurar uma solução?

OS MÉDICOS

Um enorme problema que a pessoa que chegou a um burnout enfrenta são as pessoas que estão em volta.

Em um misto de ignorância, falta de paciência, medo de se reconhecer naquela pessoa e, principalmente, falta de empatia, ouvimos muita groselha.

Mas assim: MUITA.

Tenho muito a falar disso, mas queria me concentrar, agora, especificamente nos médicos.

Como em qualquer profissão do mundo, existem médicos bons e médicos ruins. Médicos arrogantes e médicos acolhedores. Médicos que se preocupam em ver o paciente bem e médicos que se preocupam em ter razão.

Mas, pela minha experiência, e pelo que ouço das pessoas que me procuram, que estão passando pelo mesmo problema, eu vou comprar uma briga aqui e afirmar categoricamente que noventa e nove porcento dos médicos alopatas não sabem tratar burnout.

Eis como essa conclusão se deu:

Cinco dias depois do treco, fui a um médico cardiologista, mas menos pela especialidade e mais porque ele era uma espécie de médico da família.

Trabalhava com um parente meu, também médico, e atendia a mim, à minha mãe, tios e primos.

Me examinou de cima a baixo e disse "isso não é nada, isso é stress". Mas, por via das dúvidas, me pediu um tilt test.

Dez dias depois do treco, eu estava me sentindo ainda pior e o parente médico me pediu exames de sangue, de urina e uma ressonância de crânio, devido ao sintoma "minha cabeça está pesando uma tonelada".

A conclusão: eu estava com sinusite e uma infecção urinária. E tinha um cisto no cérebro.

Tomei antibióticos e fui encaminhada a um neurologista, onde cheguei em pânico, porque em algum momento foi mencionado por alguém que a explicação para a exaustão, o peso na cabeça e as dores era o cisto.

Só que o coitado não estava fazendo nada. Está aqui quietinho sem incomodar ninguém, sem causar confusão – e pra que ele me atrapalhe em algum momento eu vou ter que ter muito, muito, muito azar mesmo (ufa).

Semana de antibióticos completada, sinusite e infecção debeladas, diagnóstico tranquilizador do neurologista confirmado, restou ao parente médico diagnosticar o problema: "Isso aí é frescura sua!".

E assunto encerrado.

Insisti que eu deveria ir a um otorrino, porque eu tinha um chiado alto nos dois ouvidos, minha visão estava turva e a cabeça ainda pesava, inclusive na região do nariz e olhos.

Não apenas não fui encaminhada a nenhum profissional, como o assunto virou tabu. Eu estava questionando o diagnóstico? Que ofensa!

Estava. E fui à minha endocrinologista e a um otorrino.

A endócrino pediu mais exames e afirmou com segurança que aquilo era consequência da quantidade de açúcar que eu andava comendo versus a hipoglicemia.

A hipoglicemia, grosso modo, funciona assim: uma pessoa normal come açúcar. A insulina dela dá um pico. Depois volta ao normal.

Já quem tem um pâncreas hiperativo que faz bullying, como o meu, come açúcar e a insulina vai até a lua. E, quando desce, ela não vai até o normal de novo: ela vai até as profundezas do inferno.

E aí a gente desmaia.

Porém, eu, até então, só tinha desmaiado por ficar muito tempo sem comer e, por isso, comia açúcar como se não houvesse amanhã.

Ela me explicou pela enésima vez – e pela primeira vez escutei com atenção, porque o medo, meu amigo... o medo faz a gente mudar hábitos – que não era simples assim e que comer açúcar, farinha de trigo, arroz branco e coisas assim me faziam mal, muito mal.

O medo. Cortei açúcar, farinha de trigo e arroz branco da vida. Não como fruta junto à refeição. Não como muita fruta de uma vez.

Virei conhecedora de índices glicêmicos.

Uma pessoa que passava Nutella na cara.

Esse era o tanto que eu estava assustada e me sentindo mal: cortei relações com a Nutella.

O otorrino pediu exames mais específicos e me diagnosticou com síndrome de meniére, que é uma espécie de prima da labirintite.

Saí do consultório aliviada, porque qualquer diagnóstico é melhor do que não saber o que está acontecendo.

Mas depois de umas horas, comecei a me sentir insegura por dois motivos: o médico insistiu que a pessoa com meniére sente tonturas e eu não senti tontura em momento algum.

E, segundo, que o médico riu de mim quando falei que minha visão estava turva.

Ele disse que eu já estava com mais de quarenta anos e é normal, eu devia estar precisando de óculos.

Ainda falei que eu estava com visão perfeita até o momento do treco e aí ela ficou repentinamente turva, não foi ao longo de meses ou anos. Mas ele só deu risada, como se eu fosse uma menininha assustada de cinco anos achando que o sol vai cair em cima da minha casa.

Foram meses de tratamento. E realmente eu tive uma melhora. Pequena, mas tive.

E o médico diminuiu a dose do remédio.

Passou um tempo e eu comecei a piorar tudo de novo. E o otorrino me garantiu que era impressão minha. Sabe como é, a gente fica prestando muita atenção aos sintomas...

Fui em outro otorrino, especialista em síndrome de meniére, crente que a dosagem precisava ser equilibrada.

Eu queria abrir um parêntese aqui pra falar da qualidade dos médicos com quem eu estava me consultando. Porque pode parecer que eu fiz uni-duni-tê no livrinho do convênio, mas eu estava indo a médicos top, reconhecidos, com livros publicados, que cobram o PIB de um pequeno país a cada consulta e atendem em hospitais de ponta de São Paulo. Fecha parênteses.

O otorrino novo me disse que nada no meu relato ou nos meus exames indicava que eu teria meniére.

- Eu acho que você tem uma disautonomia.

Uma o quê?

Google responde: disautonomia é uma piração do sistema autônomo, o sistema vegetativo, aquele que é responsável pelas funções do nosso corpo que a gente não precisa pensar nem se esforçar pra fazer, como a respiração, digestão, pressão arterial, menstruação, regulagem de temperatura etc.

Quem tem disautonomia desmaia, tem queda de pressão, fica com as extremidades geladas, é como se o corpo estivesse com mau contato... ou mal-assombrado.

Pronto, é isso: disautonomia é um poltergeist e em determinado momento você torce pra televisão te sugar, porque é bem horrorosa a sensação de estar prestes a desmaiar o tempo inteiro sem trégua.

E ele também me pediu um tilt test. Cara... eu fiquei tão feliz! As coisas estavam fazendo sentido!

Fiz o tilt test que, caso você não tenha tido o azar de ter precisado fazer esse exame, é basicamente um médico fazendo DE TUDO pra você desmaiar.

Com exceção de dar uma paulada na nossa cabeça, eles fazem de tudo. Sala quente e escurinha, você apoiado a quarenta e cinco graus do chão, eles pingam um amansa-leão na sua boca, é uma simulação de estar em pé há horas debaixo do sol.

Quando sua pressão finalmente despenca e você desmaia, o exame acaba.

Eu devo ter sido a única pessoa da História a sair desse exame exultante.

- Mãe! Eu desmaiei! Acharam o que eu tenho, é disautonomia mesmo!

A senhorinha que estava esperando para fazer o exame depois de mim só não levantou e saiu correndo aterrorizada porque a acompanhante segurou, mas eu saí de lá feliz da vida.

O otorrino me encaminhou para uma cardiologista, especialista em disautonomia.

Mas lembra do médico da família que, inclusive, tinha me pedido um tilt test lá atrás? Resolvi então ir nele. Tipo faz de conta que eu fiz o exame que você me pediu só hoje ;)

Eu entrei na sala e o diálogo foi:

- Oi, Roberta!

- Oi, tudo bem?

- Nem me fala nada, porque eu já sei tudo que você vai me falar.

Pediu para a minha mãe entrar na sala. Acho que isso não acontecia desde que eu tinha treze anos e minha mãe ficou sem saber como proceder. Mas entrou.

Seguiu-se uma hora de consulta em que aconteceram as seguintes coisas:

- Ele olhou o laudo do tilt test, em que se lia "positivo", em exato um segundo, e disse: você não tem disautonomia;

- Ele olhou a curva glicêmica sem nem pegar o papel e disse: você não tem hipoglicemia;

- Ele nos disse que eu não tinha nada e que eu precisava de um psiquiatra;

- Colocou em dúvida a capacidade da minha terapeuta na época;

- Em um determinado momento, minha mãe se retirou da sala. E acho que não me carregou junto porque, além de eu ser adulta, estava congelada na cadeira e peso mais de trinta quilos a mais que ela (sim, eu emagreci quarenta quilos, mas minha mãe é mais ou menos do tamanho da Sandy);

- Me desesperei, porque me vi voltando ao ponto zero novamente e comecei a chorar, em silêncio, em choque, enquanto ouvia que eu tinha uma angústia que me fazia inventar sintomas;

- Ele disse "Tá vendo? O fato de você estar chorando comprova minha teoria";

- Ele me examinou de cima a baixo para "provar" que não tenho nada;

- Ele me comparou a uma hemorroida que ele teve.

Vamos desenvolver esse último tópico, que merece destaque por ser, sem a menor sombra de dúvida, o ponto mais baixo de todos os anos de recuperação: ele me contou que teve uma hemorroida por cerca de vinte anos. Nada nem ninguém conseguia solucionar o problema.

A tal hemorroida, porém, sarou quando ele se separou da primeira mulher.

E isso queria dizer que eu também tinha alguma coisa me incomodando emocionalmente, que gerava problemas físicos.

Fosse assim, o fato de não estar trabalhando não deveria ter me feito melhorar um monte?

Eu sou uma pessoa chorona. Último capítulo de novela ruim, filme dOs Trapalhões, comercial de carro, eu choro copiosamente.

Chega a ser ridículo, ainda mais porque meu rosto faz um cosplay de beterraba por H-O-R-A-S.

Mas perder o controle e chorar de não conseguir falar não é comum. Controle: temos... na maior parte do tempo.

Pois eu saí do consultório completamente descontrolada. Eu chorava. Eu repetia "eu não aceito esse diagnóstico" a ponto da minha mãe me levar pra dar uma volta no quarteirão antes da gente pegar o carro.

Andar? Bom, a essa altura, eu já tinha percebido que o quadro melhorava e piorava, e a piora durante a diminuição da dose do remédio da meniére foi a mais pura coincidência.

E, quando eu melhorava, eu conseguia andar.

E quando eu andava, eu me sentia melhor.

Um ano depois do treco e eu ainda estava completamente perdida.

Voltei na endócrino, falei tudo isso e tivemos o seguinte diálogo:

- Mas disautonomia quem tem é velho. Ou bêbado.

- Ah é? Bom, mas parece que eu tenho também.

- Não, você tem pânico.

- Não, não tenho.

(ela fez cara de "bem, se você não quer encarar a verdade, problema seu.")

Acontece que, depois da consulta com o Dr. Hemorroida, eu sentei com a minha terapeuta, que ficou, coitada, várias sessões passando e repassando comigo todos os sintomas e relatos de pessoas com síndrome do pânico, transtorno de ansiedade, crise nervosa que chegaram até ela. Nada batia. Nenhum sintoma, nenhuma história, nenhuma sensação.

Continuando o diálogo com a endócrino:

- Por que você dorme doze horas por dia?

- Porque eu estou exausta o tempo inteiro.

- Isso é depressão.

- E essa olheira marrom que eu tenho nesse olho?

Eu estava tão convencida de que eu tinha alguma coisa física que eu jogava todo e qualquer sintoma recorrente pra cima dos médicos em busca de alguma explicação.

- (rindo muito) Bem-vinda ao mundo! Todos nós temos olheiras.

Nesse ponto, minha nutricionista, que vinha insistindo sabiamente há meses na disautonomia, me indicou uma médica homeopata.

Eu estava com tanto medo de procurar a cardiologista indicada pelo otorrino... porque a essa altura eu estava no meu limite.

Sabe o que é você ter certeza absoluta de que tem alguma coisa funcionando muito errado no seu corpo e todo mundo olhar pra você, por um ano inteiro, com cara de dó e falar que não é nada? Que é ansiedade ou depressão?

Espero que você nunca saiba. Não desejo isso a ninguém.

Pois foi essa homeopata que virou a mesa.

Ela me ouviu, atentamente, por muitos e muitos minutos. Fez perguntas. Anotações. Olhou cada um dos meus exames.

E aí me disse: "deixa eu te falar o que eu entendi de tudo isso".

E começou a explicar como eu tinha sido exposta a uma sobrecarga insana de trabalho, em um ambiente de assédio contínuo, como isso ia contra minha personalidade, minha natureza, explicou como o corpo funciona sob stress e amarrou todos – TODOS – os sintomas de um jeito que eu tive que me controlar pra não levantar e dar um abraço na mulher.

Foi a primeira vez, em todo esse tempo, que o que eu falei fez sentido para o médico e o que o médico falou fez sentido pra mim.

Foi lindo.

O raciocínio todo explicava a pane que fez a disautonomia despirocar desse jeito e a parte hormonal ficar mais surtada que criança entupida de açúcar na Disney no Natal.

Alguém acreditou em mim! Eu estava certa! Meu corpo estava com defeito!

Isso foi um divisor de águas.

A partir daí eu consegui ir entendendo, aos poucos, que a parte emocional tinha gerado muito stress, e que eu precisava de terapia para entender como se dava essa autossabotagem louca que eu fazia.

Mas que nenhuma terapia, nenhum remédio psiquiátrico ia resolver a fadiga e a sensação de desmaio iminente.

Porque não era uma invenção da minha cabeça, uma frescura, um mecanismo de defesa para evitar trabalhar: era um problema físico e real.

Com isso, segui na terapia, no tratamento homeopático e procurei a cardiologista que o otorrino havia indicado.

Para minha surpresa, ela não me falou de depressão, de pânico, de hemorroidas ou similares. Ela me explicou como se dá a disautonomia, os sintomas, a ansiedade que a pessoa passa a ter, esperando desmaiar de novo, e me propôs um tratamento sem medicamentos.

Seria uma reabilitação física, basicamente um treino de condicionamento físico e tonificação dos músculos.

Ela só ficou meio insegura em relação à fadiga. Será que a fadiga era resultado da disautonomia? Parecia que sim.

Na hora, fiquei segura. Mas hoje, olhando para trás, vejo que alguém tinha que prender essa mulher.

Eu fui submetida a um treino físico que ia se intensificando.

E eu melhorei muito. Foi incrível.

Mas depois de umas semanas eu comecei a passar muito mal.

Era sair do treino, esperar três horas e vinha uma exaustão que me derrubava.

Enxaqueca, corpo mole, fraqueza, insônia, o zumbido pirava, um show de horror.

No dia seguinte, eu acordava péssima. Me arrastava o dia inteiro.

E aí, quando eu começava a achar que eu não ia mais morrer, tinha outro treino. E tudo se repetia.

Cada vez que eu passei mal eu fiz um relato para o fisioterapeuta e para a médica. E a resposta era aumentar a intensidade do treino.

E eu passava mais mal ainda.

E comecei a ficar muito insegura com aquele tratamento.

Até que eu tive uma intoxicação alimentar tão horrorosa, com direito a desmaios (no plural), que precisei ir de ambulância para o PS.

Por conta disso, diminuíram a intensidade do meu treino pela metade. E aí eu passei a ficar menos destruída.

Ainda ficava com a cabeça pesando feito uma bigorna, ainda tinha dor de cabeça, mas não era aquele desespero.

Isso me fez perceber que alguma coisa não estava certa MESMO.

E aumentavam o treino. E eu passava mal. E aumentavam o treino. Até que um dia, em consulta de acompanhamento, ouvi que minha insônia era porque eu já estava na idade da menopausa.

Que a fadiga era por sedentarismo (alguém me explica?).

E que o chiado nos ouvidos eram porque meu labirinto era velho.

Quando o médico tem um diagnóstico e você aparece com sintomas que não encaixam naquele diagnóstico, os sintomas são descartados.

O quê? De novo isso? Falei que não ia mais fazer treino nenhum e fui embora.

E nunca mais passei mal daquele jeito.

Mas passou mais um ano e nada de eu melhorar.

Eu ficava dois, três dias deitada com dor de cabeça, exausta, com medo - em pânico, na verdade, porque parece que você vai não só desmaiar, como vai ter um AVC ou algo assim a qualquer momento.

Pedi socorro pra homeopata, que me ignorou e, quando insisti, me falou que não tinha mais o que fazer além do que ela já estava fazendo.

Bacana.

Foi aí – e só aí – que eu aceitei ir a um médico que um amigo tinha me indicado quase um ano antes.

Eu achei aquilo tudo muito estranho, o médico usava uma tecnologia chamada REAC, que meu amigo havia descrito como "um grill George Foreman tamanho família em que você entra lá e sai se sentindo melhor".

Veja como a gente fica instável: um amigo meu. Eu conheço o cara. Não tem motivo pra eu achar que ele vai me colocar em uma furada. Ele próprio estava se tratando com o médico.

Mas tem uma barraquinha em uma feira de praça aqui perto de casa em que os caras vendem um hidratante que promete curar absolutamente tudo em questão de semanas.

AVC, cistos, tumores, cansaço, miopia, dor de estômago, bursite... passa o hidratante!

E foi isso que eu achei que era o tal do médico.

O medo, como eu disse, faz a gente congelar ou fazer coisas impensadas.

Primeiro eu congelei. Mas depois lá fui eu conhecer o George Foreman tamanho família.

Percebe o que eu passei? Porque é só nesse ponto da história, três anos depois do treco, que a coisa começou a ser resolvida.

Ele conseguiu me dar uma explicação que, ao mesmo tempo em que concordava com a homeopata, ia muito além, amarrando tudo em cinco minutos e eu quase levantei não pra abraçar, mas pra beijar ele na boca!

Acontece que a questão do açúcar era bem mais relevante do que parecia.

E o fato de o meu corpo ter ficado tanto tempo funcionando mal, oxidando, enferrujando tinha comprometido muito mais a coisa toda.

Eu tenho um histórico de ser enigma da medicina há muitos anos, é claro que eu não ia ter "só" um burnout: eu tive um burnout turbo!

No meio do tratamento, o médico me pediu um exame caríssimo, que é feito nos Estados Unidos.

A gente envia pra eles um picolé de xixi e eles devolvem um perfil metabólico que é uma coisa de louco.

Não entendo um mundo em que toda e qualquer pessoa não tenha o direito de ter acesso a um exame desses.

E o resultado foi a comprovação de que eu tenho mesmo um problema físico.

E a vontade de imprimir o diagnóstico e esfregar na cara de cada um dos médicos?

Duas vezes na cara do Dr. Hemorroida, que ele merece.

Mas achei que não valia o toner que eu ia gastar.

Desejei mentalmente colonoscopias mensais a todos e segui a vida.

Não adianta entrar no Google e ler que o tratamento para burnout é tomar ansiolítico e antidepressivo. Porque não é só isso.

Nas minhas fórmulas fitoterápicas (Dr. George Foreman é um médico integrativo, que junta tudo quanto é medicina chamada de alternativa, sem menosprezar a medicina tradicional em nenhum momento, aliás, muito pelo contrário) tem substâncias para segurar a onda da minha ansiedade, para dar um up no humor, na forma de enxergar as coisas, e para ajudar a dormir? Tem. Mas, de novo: não é só isso!

Não importa se a origem do problema é emocional. Se ele virou um problema físico, ele é um problema... tambores rufam... físico!

Quantas pessoas me procuram dizendo que estão há anos tratando burnout com antidepressivos e não melhoram?

Quantas pessoas me contam que se recuperaram e, meses depois, caíram de novo com crises de pressão alta ou baixa, com cansaços vindos do nada?

Muitas. Muitas...

Não consigo compreender porque os médicos, hoje em dia, não são todos integrativos.

Não faz sentido!

Continuamos, a essa altura do mundo, nos consultando com médicos convictos de que, se eles não conseguiram entender o que a pessoa tem, a pessoa não tem nada.

Isso se chama arrogância.

Dr. George Foreman foi categórico quando leu o resultado do meu exame gringo: "É raro ver tanta força", ele disse, "pra se manter convicta do que estava sentindo e observando, como você foi, em meio a tanta gente falando o contrário".

Três anos. Treze médicos consultados. Só dois entenderam. Só um soube tratar.

Em uma reunião com outros médicos, alopatas americanos, Dr. George Foreman expôs meu caso e, diante do resultado do exame metabólico, houve indignação geral com os diagnósticos (ou a falta deles), especialmente com o treinamento físico para a disautonomia.

Ainda vou mandar fazer uma camiseta com um "EU FALEI" estampado. Me aguarde.

O VITIMISMO

Quando a pessoa entende que teve um burnout, a primeira coisa que acontece é a negação.

Não pode ser isso! – tenho certeza de que tenho alguma coisa horrível e fatal que ninguém achou!

Isso acontece porque estamos acostumados a ler, na internet, histórias de pessoas que foram liberadas do PS, deram cinco passos e morreram.

Gente que têm doenças bizarras, que bebe shampoo, que dorme vinte e três horas por dia, que tem um peixe dentuço fossilizado no pâncreas.

E porque estamos ali passando por uma epopeia médica – e social – em que fomos desautorizados em todos os momentos de todos os dias.

A gente meio que entra em uma dinâmica de duvidar de tudo o que afirmam ser o que temos.

Aí a gente aceita.

E a segunda coisa que acontece é o vitimismo.

Veja: quem chega a um nível de stress que o leva ao limite é praticante do vitimismo.

Quantas vezes você não pensou que seu chefe faz da sua vida um inferno?

Que seu emprego é praga de alguém?

Que fizeram uma macumba na encruzilhada pra que sua vida desandasse?

Que você sofre bullying de Deus?

Pois é, eu também.

O vitimismo é uma ferramenta muito prática, que tira a nossa responsabilidade. Se você está infeliz no seu emprego, mas a culpa é do seu chefe, da empresa, daquele folgado do departamento ao lado, o que se há de fazer?

Aí você muda de emprego, mas vê que está ruim lá também, e aí a culpa é da economia, do Brasil, do PT, do PSDB, a gente tem que se conformar.

A vítima, o azarado, o infeliz é passivo. Ele lamenta, sofre, dramatiza e se conforma. Tem raiva.

A pessoa que conquista o que quer promove mudanças, assume as rédeas da vida, não tem raiva: tem indignação.

É o cara que identifica o que está deixando ele puto e busca uma solução.

Esse cidadão não tem burnout nunca.

Hmmm...

Muita gente acha que chegou a um burnout por causa de alguém, de uma empresa, de uma área do mercado.

Mas burnout é como acidente de avião, precisa várias coisas darem errado pro bicho despencar dali de cima.

O burnout é o resultado da soma de três coisas:
- Sobrecarga pesada;
- Ambiente hostil;
- Dificuldade da pessoa em lidar com uma grande sobrecarga em um ambiente hostil por muito tempo.

Meu exemplo: sou publicitária. Uma área que reúne genialidade com infantilidade como nenhuma outra.

Uma área que revelou, em dois mil e dezessete, em uma pesquisa realizada pelo Grupo de Planejamento, que noventa por cento das mulheres sofre assédio moral e/ou sexual (a média do mercado de trabalho como um todo é cinquenta e dois por cento, segundo pesquisa realizada em dois mil e quinze pelo vagas.com).

A gente ingressa na Criação de uma agência e entende que o comum é o assédio.

Eu descobri muitas coisas que são assédio moral depois de vinte e cinco anos de carreira.

Eu achava – e me diziam – que era o normal.

Porque passei por mais de quinze agências, entre fixos e freelas, e em todo lugar é exatamente igual.

Até que tive uma promoção espetacular – e, já que você não me conhece, deixa só eu falar que eu sou o tipo de pessoa que ninguém sacaneia mais de uma vez.

Eu não cheguei ali naquele degrau sendo passiva, submissa, boazinha nem bobinha – e se eu contar tudo o que fizeram comigo, o Silvio Santos vai querer adaptar minha história para a nova novela mexicano-brasileira da emissora dele.

E ser vítima é um vício. A gente acredita tão piamente que virou alvo que nem percebe o que está fazendo.

E vira uma pessoa sem fé.

Que não acredita que as coisas vão dar certo.

Porque comigo dá tudo errado.

Porque as pessoas me perseguem.

Porque quando eu estou quaaaaaaaaase lá, me derrubam.

Porque as pessoas não são confiáveis.

A vida vira uma guerra. E viver nessa realidade é estressante.

E aí o lado vitimista falava: mas é claro que eu estou estressada, olha o que o Fulano fez; olha a situação em que o Beltrano me deixou; olha a puxada de tapete que o Ciclano me deu.

Acontece que o Fulano, o Beltrano e o Ciclano são, muito provavelmente, os maiores filhos da puta que já pisaram naquela empresa. E isso faz a gente se enganar que o problema são eles.

Entenda: o problema são eles TAMBÉM.

O problema também é você e o modo como você lida com as filhadaputices deles.

Eu saí daquela agência que me promoveu convicta de que fui injustiçada.

E, quando entendi o burnout, achei que essa injustiça tinha causado um trauma.

Fui injustiçada? Fui.

Fiquei com um trauma? Fiquei.

Foi culpa da agência, do Fulano ou do Beltrano? Não.

Foi culpa minha? Não.

É só o jeito como eu lido com as sacanagens da vida.

A vida que eu passei inteira reclamando e me fazendo de vítima sem assumir a responsabilidade.

O que acontece na sua vida é resultado das escolhas que você faz.

Alguém me obrigou a trabalhar naquela empresa? A aceitar o cargo? A continuar ali tentando provar que eu ia conseguir sobreviver?

Alguém colocou uma arma na minha cabeça e falou "você não tem escolha"?

A primeira lição do burnout é: é você quem gera stress para a sua vida.

E não porque você seja fraco, burro, medroso, mas porque seu cérebro funciona assim.

Todo mundo tem uma caixa de ferramentas mentais e na sua (e na minha) não tem ferramentas suficientes para lidar com o estilo de vida que temos hoje, com tanta cobrança, concorrência, pressão, ameaças e ansiedades.

Por isso é fundamental entender como você reage, para aprender a lidar melhor com as adversidades, criar defesas, ter calma e enxergar as oportunidades.

Burnout não é castigo: é aprendizado, amadurecimento, oportunidade, reinvenção.

Não esqueça disso nunca.

Quando você se vir praticando o vitimismo, mude o pensamento para: eu estou tendo a chance de me reinventar e ter a vida que eu mereço e sempre quis.

Solta a alça de aprendiz da sela, segura as rédeas e vai abrindo caminho pra sua felicidade. O cavalo não vai te derrubar. Não de novo!

O ASSÉDIO

Acho importante falar especificamente sobre assédio no ambiente de trabalho, porque uma grande responsável por fazer as pessoas acharem que o problema está com elas é a ignorância sobre o assunto.

Quantas vezes eu ouvi, falei e concordei com coisas como "ah, mas é assim mesmo" ou "ah, mas não é pra tanto, né?".

Engole o choro! Foi assim que a gente foi educado.

Por que é importante dedicar um capítulo só para isso? Porque é o assédio que aperta todos os nossos botões de alarme e quem tem a caixinha de ferramentas mental em um modelo propício para o burnout inicia o caminho para o colapso.

Muito bem. Assédio não é mimimi. Acho importante todo mundo conhecer o que está escrito no artigo 216-A do Código Penal: "É considerado assédio sexual no trabalho o ato de constranger alguém com o intuito de obter vantagem ou favorecimento sexual, prevalecendo-se o assediador de sua condição de superior hierárquico ou ascendência inerentes ao exercício de emprego, cargo ou função."

E aqui cito a tradução que foi feita na pesquisa sobre assédio sexual realizada pelo Grupo de Planejamento em dois mil e dezessete: "Em outras palavras, é quando alguém com mais poder que você tem um comportamento indesejado de caráter sexual, sob forma verbal, não verbal ou física, com o objetivo ou o efeito de perturbar ou constranger, afetando a sua dignidade, te intimidando, humilhando, desestabilizando a ponto de afetar seu crescimento profissional ou colocando seu emprego em risco."

É o cara que aproveita que vocês estão sozinhos na sala do xerox para te puxar pela cintura em direção a um abraço-de-pau (aquele em que o cara te aperta até ter certeza que você sentiu que ele está com uma ereção – ou geralmente, quase uma ereção). Check.

É a diretora que tenta te beijar na boca durante a festa de fim-de-ano falando que você pode ter um aumento salarial. Check.

É o dono da empresa que passa por você e fala que você está gostosa e que vai te levar na próxima reunião com o cliente tal, que gosta de mulher peituda. Check.

Entre coisas piores, que são mais óbvias e, por isso, reconhecidas como assédio sexual com facilidade.

Sigamos no código penal citado: "É considerado assédio moral todo tipo de ação, gesto ou palavra que atinja, pela repetição, a autoestima e a segurança de um indivíduo, fazendo-o duvidar de si e de sua competência, implicando em dano ao ambiente de trabalho, à evolução da carreira profissional ou à estabilidade do vínculo empregatício do funcionário, tais como:
- Marcar tarefas com prazos impossíveis;
- Passar alguém de uma área de responsabilidade para funções triviais;
- Tomar crédito de ideias dos outros;
- Ignorar ou excluir um funcionário, só se dirigindo a ele através de terceiros;
- Sonegar informações de forma insistente;
- Espalhar rumores maliciosos;
- Criticar com persistência;
- Subestimar esforços.

É o "prêmio" para o pior vendedor do mês.

É o constrangimento de apontar algum erro de um funcionário, aos gritos, no meio de uma sala cheia de gente.

É o chefe que esquece de passar um job pra amanhã cedo, às sete da noite, quando você já ia ter que sair tarde (e mesmo se você já estava indo embora). Check.

É o diretor que manda você desmarcar sua própria festa de aniversário, duas horas antes dos convidados chegarem, para comparecer a uma reunião que, na verdade, podia ser feita no dia seguinte com folga, só pra mostrar quem manda ali. Check.

É o gerente que, ao ver um funcionário saindo no horário correto, fala alto "tá sem trabalho? Então ajuda o Fulano ali". Check.

Quantas vezes você não saiu com culpa, no horário correto, com seu trabalho entregue, só porque as outras pessoas ainda estavam lá? Check.

Eu tinha o cargo de diretora de planejamento em uma agência que, à época, tinha cerca de duzentas e cinquenta pessoas. Meu chefe direto estava com problemas no casamento e, por isso, preferia ficar até a madrugada "trabalhando" - entre aspas, porque ele estava lá, estava na mesa dele, estava ao computador, mas não estava trabalhando.

Até aí, problema dele.

Acontece que eu passava o dia todo em reuniões e só conseguia chegar na minha mesa lá pras oito da noite.

Nessa época, eu tinha vendido a ideia de montar um novo departamento do qual a empresa não tinha muita referência e a cultura a esse respeito era inexistente.

Eu teria que provar que o departamento era mesmo uma ferramenta que faria a diferença entre a minha agência e suas concorrentes no mercado, sendo que algumas já contavam com um departamento igual há anos.

Foi-me dada uma equipe de seis trainees. Tirei um, coloquei no lugar uma pessoa sênior que não só eu conhecia – e admirava o trabalho – como era minha amiga pessoal. E não pude mexer mais.

Eram ótimos trainees. Tanto que alguns deles seguiram carreira e chegaram aos mais altos cargos da área, em agências admiradas, com grande competência.

Mas ali, naquela hora, eram meninos perdidos. Eles não escolheram aquele departamento. Eles não sabiam o que era pra fazer. Eles tinham acabado de ter uma experiência com uma chefe desonesta.

Então eu estava liderando, sem muita autonomia, um departamento completamente despreparado.

À minha volta, eu tinha outros diretores, e os sócios, que ignoravam o departamento, afinal nunca teve isso e sempre nos viramos bem assim.

Tinha também o diretor-sócio que era meu chefe – e queria ter sido promovido a diretor geral da empresa – e que resolveu declarar guerra à nova diretora geral... que comprou, de cara, meu departamento.

E, por isso, paguei o preço de ter trabalhos e projetos que eram colocados e retirados do follow-up de surpresa, sem prazo, sem informação.

"Ah, sabe o que eu esqueci? Tem um job pra amanhã que não te passei."

"Ah, então, eu estava lendo aquele projeto que você entregou, que era pra hoje, mas eu não gostei, então passei a apresentação pra amanhã, você pode refazer hoje à noite?"

Eu tinha reunião marcada às onze da noite.

Eu tinha conference call às três da manhã.

Eu tinha que refazer todos os projetos de todos os meninos, mas sem recomeçar do zero, o que seria mais fácil.

Eu tinha que respeitar o que eles fizeram, realizar as mudanças, e, no dia seguinte (sim, porque eu fazia isso na madrugada) explicar o que e por que eu mudei.

Eles precisavam aprender (rápido) e não ter seu esforço jogado no lixo.

Me passavam job enquanto eu estava no banheiro fazendo xixi (literalmente) e meu chefe queria que eu prestasse conta de cada detalhe de cada linha de cada minuto de cada reunião pra ele.

E cada reunião com ele eram horas perdidas.

Chegamos ao cúmulo de, em uma reunião de SETE horas, ele não falar do job que era o motivo do encontro, entretido que estava na história dos padrões de azulejos de um cinema da cidade de Santos na década de... bem, não lembro a década.

Eu cortava falando "Fulano, tenho outra reunião e preciso resolver esse job hoje". Ele pedia desculpas, voltava por um minuto ao job e já começava a falar do carro que ele tinha quando ia ao cinema dos azulejos.

Eu tentava negociar: "Vou para a reunião de tal job e depois volto".
"Não, porque eu só posso falar disso agora, tem muito pra fazer e é pra amanhã", ele respondia.

E quando eu conseguia sair desse buraco negro, as pessoas estavam possessas, porque eu faltei a uma reunião, porque eu não pude ir a uma apresentação.

"Eu estava com o Fulano", eu dizia. "Mas era só me falar que precisava sair, esse job a gente pode adiar", ele respondia, com uma auréola brilhando acima da cabeça. Sei.

Uma vez, fiz uma festa de aniversário e convidei todos da empresa.

O dono da agência foi, coisa que ele raramente fazia, porque me tinha em alta conta e porque nos dávamos bem.

A partir daí, virei alvo.

Eram grupos planejando infantilidades, como "vamos todos falar que a informação é tal, quando na verdade é outra coisa, e daí, quando formos apresentar para o dono, vai parecer que ela entendeu errado".

Era gente falando que eu só sabia falar "não".

Eu era uma exímia negociadora de prazos há anos e, de repente, eu só sabia falar "não"; eu era desorganizada; eu não tinha comprometimento; eu deixei o poder subir à minha cabeça.

Cada elogio que eu tinha de um cargo superior, muita gente dos cargos inferiores ficava mordida e me caçava com covardia, espalhando boatos perigosos.

Quando eu chegava à minha mesa, às oito da noite, com quatro projetos pra refazer, com a reunião de diretores do dia seguinte pra preparar, com uma centena de e-mails pra responder, com todas as anotações das reuniões do dia pra organizar, com o follow-up pra atualizar, com os e-mails de negociação de prazo pra disparar, com as supervisões de andamento de refações no departamento de Criação pra acompanhar, com as pesquisas dos jobs seguintes pra nortear para a equipe e com o dono da empresa passando por mim a cada cinco minutos falando "eu não sei pra que serve seu departamento até hoje: me convença ou... rua!", eu religava o computador, respirava fundo, ajustava o ar-condicionado, tinha dois segundos de alegria por estar sozinha, no silêncio, podendo me concentrar e, nessa hora, meu chefe ia lá me contar sobre quantos meses a mulher não transava com ele, sobre o que ele falou pra ela e ela pra ele, o que ele pensava disso, o que ele queria fazer, de todo mundo que ele estava tentando comer nos outros departamentos.
Eu pedia pra ele me deixar trabalhar, ele falava que eu estava na TPM.

Eu punha o fone, ele arrancava o fone da minha orelha, virava minha cadeira pra ele e ficava falando, segurando na força, sem me deixar virar de volta para a mesa.

Eu falava o tanto de coisa que eu tinha pra fazer, ele lembrava de um job que era pra dali algumas horas e que ele esqueceu de me passar.

Eu dava um corte, ele lembrava de alguma alteração em algum projeto pronto que eu precisava fazer.

Um dia eu falei que estava exausta, tinha virado a noite, estava na agência, com força total, há trinta e seis horas (isso mesmo) sem parar e precisava terminar aquela apresentação e, quando me virei para o monitor, ele desligou meu computador da tomada pra eu prestar atenção no que ele estava falando.

Perdi o arquivo todo.

Nesse dia eu chorei na frente dele. De puro desespero.

E ouvi que eu precisava transar.

Passei a trabalhar todas as noites na minha casa. Chegava, trabalhava, tomava banho e ia pra agência. Eram, em média, vinte horas por dia disso.

Os salários eram uma parte com valor fixo e uma parte com valor que variava de acordo com os honorários recebidos pela agência.

Mas quem decidia se os honorários iam ser cobrados inteira ou parcialmente era um outro departamento.

No mês anterior, eu tinha recebido só o valor fixo, que equivalia à metade das minhas despesas fixas mensais.

E estava lá, terminando um projeto gigante, que estávamos fazendo para a filial de outra cidade, sem receber, portanto, em honorários, pelo trabalho no terceiro dia direto, sem dormir.

E meu chefe lembrou de um outro projeto para o dia seguinte, que ele tinha esquecido de me passar.

Veio rindo e fez uma cara de "vai ficar bravinha?".

Eu lembro que eu parei de digitar, fechei os olhos, respirei (pra não gritar nem chorar) e falei que não ia fazer.

Eu passei meses indo contra minha natureza, no afã de provar que eu podia levar aquele departamento pra frente, mesmo nessas condições.

Eu achava que era minha única chance, porque, contando com a admiração do dono, eu pude ter essa abertura.

Uma mudança em todo o organograma não se faz com facilidade.

Era minha chance também de passar, oficialmente, da Criação para o Planejamento, que ali eram departamentos irmãos, o que fazia com que minha carreira de criativa fosse completamente aproveitada, ampliada e transformada em uma virada de mesa da qual até hoje me orgulho.

Não foi fácil conseguir aquela oportunidade e eu não ia deixa-la escapar das mãos assim, não.

Eu queria provar (pra mim e pra todos) que eu podia – e eu podia.

O departamento funcionou lindamente, apesar de tudo isso – e muito mais.

Mas a que preço?

Naquele dia que eu falei que não faria o projeto foi a hora que eu cheguei no limite de ser tão comprometida, de ser tão CDF, de ser aquela que resolve o que cair na mão.

Foi a hora que eu entendi que eu não tinha que pagar caro daquele jeito pela desorganização e, mais do que isso, pela infantilidade de um cara mal-resolvido, que estava se sentindo colocado de lado e que sabia muito bem que foi colocado de lado porque, por todo esse comportamento, causava mais problemas do que colaborava nas conquistas.

Era um estorvo que permanecia ali porque o dono da empresa se sentia em dívida pessoal com ele, por uma ajuda que obteve em um momento complicado da vida.

Se o nome do filme fosse "O Diabo Veste Hering" eu teria sido a protagonista.

Foi a hora que eu falei que, a partir dali, eu não ia mais passar por aquilo.

"Fulano, eu não tenho como virar de novo, estou sem dormir há três dias. Meu follow tá um caos por conta desse projeto aqui, tá a equipe inteira virada, por favor renegocia e amanhã a gente faz uma reunião e encaixa ele, eu vejo o que consigo renegociar com a Beltrana e a Ciclana".

Ato contínuo ele passou um e-mail para todos os diretores e sócios, estendendo à equipe que precisava do trabalho no dia seguinte, informando que o cliente ficaria a ver navios porque eu não queria fazer o job.

Foi um Deus-nos-acuda.

Era gente me acusando de estrela, de escrota, de incompetente.

Era gente falando que "isso aconteceu comigo também, eles (meu departamento) não entregaram meu projeto no prazo (ou entregaram um projeto mal feito)". E era mentira. Era maldade.

Mas eu não tinha mais condição de pensar com equilíbrio.

Comecei a bater de frente com todo mundo que me empurrava pra lá do limite.

Chegou com projeto fora do prazo, mal escrito, sem verba, sem honorário? Não faço.

Insistiu? Chama seu diretor aqui.

Levantou a voz? Eu punha pra fora da sala.

Virei um trator.

Atropelei meu chefe, fui à diretora geral e estabelecemos um esquema de fluxo de jobs que não o contemplava mais em nenhuma etapa.

E ia entregando tudo, no prazo, com qualidade, formando os meninos futuros planners. Yes!

Nessa época, descobri que uma diretora, que tinha costas bem quentes, estava colocando a culpa de qualquer fracasso com os clientes na qualidade do trabalho do meu departamento.

Comecei a entrar nessas reuniões para rebater qualquer argumento mentiroso.

Quando era culpa minha, eu aceitava.

Mas, quando não era, lá ia eu com provas: no dia tal, Fulano falou tal coisa, Beltrano respondeu que isso e isso, tenho aqui o e-mail tal...

Eu passava os dias coletando evidências dos erros dos outros apenas para garantir que a culpa não viria pra cima de mim.

Enquanto isso, um novo diretor de produção, que eu tinha como aliado, pela semelhança das nossas expertises, acabou se desorganizando em meio ao caos e começou a ser cobrado por diversas e sucessivas falhas grosseiras.
E, sem que eu soubesse, aproveitou minha fragilidade aos olhos de todos e saiu dizendo que não estava dando conta do próprio trabalho porque precisava fazer o meu.

Gente que chuta cachorro agonizando.

Um dia, a diretora das costas bem quentes e eu quebramos um pau homérico por causa de um job em que o tal diretor que chuta caninos falecidos tinha comido bola (e jogado a culpa em mim).

Ela entrou na sala do meu chefe, tremeu o queixinho, mandou que ele escolhesse um lado.

Ele, que estava puto comigo, por não estar mais participando da maioria dos meus jobs.

E né? Eu realmente tinha virado um trator. O que é um bom motivo.

No dia seguinte, fui demitida.

Pensa comigo: é muito fácil alguém, nesse ponto da história, falar que foi culpa deles. Mas não foi.

Não foi culpa deles, nem da empresa, nem minha.

Eu sou um tipo de pessoa que tende a se culpar pelos erros.

Uma vez que eu entendo que o erro não foi meu, eu pre-ci-so deixar claro o que aconteceu. Eu tenho uma necessidade de que acreditem em mim.
Eu sei que sou boa no que faço, mas comecei a precisar da confirmação externa. Comecei a achar que estava agradando por sorte. Que a qualquer momento alguém ia descobrir que eu era um engodo.

Eu não consigo entregar um trabalho com uma qualidade menor do que o meu melhor. Se eu prometi o trabalho pra você amanhã às nove, nesse horário vai estar na sua mão, seja o preço que for que eu tiver que pagar por isso.

Isso não é legal. Mas é meu modo de ser.

Se eu sei que eu consigo fazer aquilo bem feito, eu vou fazer aquilo bem feito mesmo que não me deixem fazer. Não sei fazer diferente.

Muita gente, quando está em uma entrevista de emprego, e precisa apontar um defeito próprio fala que é perfeccionista, porque julga que isso é, na verdade, uma qualidade. Mas não é.

O perfeccionista é inflexível. Ele não consegue admitir uma mudança de rota, não consegue aceitar uma quebra de qualidade por circunstâncias externas. Não tem jogo de cintura.

Eu consigo fazer isso mesmo que tudo esteja contra. Vou mostrar pra eles!

É uma autocobrança violenta. Muito maior do que a pressão externa.

É também uma necessidade de agradar a todos. Eu sou bacana e quero que todo mundo entenda isso. Então, não vou falar "não". Isso acontece muito.

No meio daquele olho de furacão, eu falava "não" com muita facilidade, e nas horas certas. Mas eu sofria com aquilo.

Sofria porque sabia que tinha que falar "não" e sofria por ter falado.

A ponto de me sentir culpada depois do outro reagir mal.

Racionalmente eu entendia que o problema era do outro. Mas, emocionalmente, eu me sentia culpada.

Eu pensava o que a pessoa poderia falar de mim. O que mais vão falar de mim? Não posso deixar mais uma pessoa acreditar que eu sou essa vilã que estão pintando.

A gente perde o controle, perde o chão, perde a saúde e não percebe.

A coisa era tão absurda que muitos amigos meus não acreditavam – e alguns não acreditam até hoje.

Achavam que eu estava vendo com tanta passionalidade que exagerava.

E lá ia eu me justificar, explicar, dar exemplos pra provar que era aquilo mesmo.

E aí, sim, eu parecia muito mais louca, exagerada, desequilibrada e sem credibilidade.

E me sentia culpada, menor, eu não estava dando conta, eu não estava conseguindo me controlar mais? O que estava acontecendo?

Você está exagerando, vai.

Você tem certeza que foi assim?

Sei. Tooodo mundo contra você.

Ah, a falta de empatia.
E, quando eu expressava vontade de sair de lá: "Não existe emprego perfeito".

Me sentia uma fracote mimada nessas horas.

Ou então "você está louca? Vai jogar fora um emprego desses?".

O assédio muitas vezes não acontece com plateia. E quando tem plateia, nem todo mundo sabe o que mais está acontecendo além daquilo. E quando sabem o que mais está acontecendo além daquilo no ambiente, não sabem o que mais está acontecendo, por causa daquilo, na sua cabeça.

E você é desautorizado.

"Ah, sabe como é a Fulana, exageraaaaaaada..." ou "eu também trabalhei lá e não vi nada disso".

Olhando para trás, analisando minhas reações e meu sofrimento, cheguei a duas conclusões:
1) Realmente eram pessoas da pior qualidade
2) Tem uma tia velha e amarga que mora dentro da minha cabeça

A ANSIEDADE

Nem todo mundo que tem ansiedade vai chegar a um burnout.

Mas, meu amigo, todo mundo que tem burnout tem ansiedade.

Isso atrapalha em diferentes níveis, incluindo o diagnóstico, mas falaremos sobre os médicos novamente mais pra frente, preciso de um tempo!

E o problema de quem tem ansiedade é que, geralmente, a pessoa vai pra uma dessas direções: ou ela se sente mais fraca por isso, fica brava quando alguém aponta algum comportamento ansioso, se culpa por ser assim, tenta disfarçar e esconder; ou então assume que é normal e dispara memes no Facebook que trazem a foto do Chapolin Colorado com uma legenda que diz "Ansioso que é ansioso nem sabe se vai, mas já tá pensando na roupa".

Quem vai para a primeira direção trata a ansiedade como se fosse um potencial risco para ser internado no hospício mais próximo amarrado em uma camisa-de-força.

Quem vai para a segunda direção acha tudo muito normal e engraçado, afinal de contas todo mundo hoje está tão ansioso, estressado, preocupado, correndo desesperado, é quase um jeito de se sentir parte de um grupo, e não vê motivo para mudar.

Nem tanto ao mar, nem tanto à terra.

Nenhum desses caminhos vai te ajudar a escapar de um burnout.

O negócio é que quem é muito ansioso vive em uma realidade da ansiedade, tipo Matrix.

E entender isso pode ajudar, efetivamente, você a mudar sua vida.

Ansiedade tem tudo a ver com a gente se sentir inferior, com a gente não se aceitar de alguma forma.

É isso que faz a gente pensar que não vai dar certo, que tem o dedo podre, que com a gente é sempre assim, que enterraram uma macumba com o nosso nome.

Dentro da nossa cabeça mora uma tia velha e amarga.

Ela é gordinha, mal-humorada, usa aquelas bermudas de tecido sintético e uma blusa de botão sem manga com flores imensas sobre um fundo escuro e cafona. Tem um cabelo armado à base de laquê mequetrefe e anda agarrada na bolsinha.

Vamos chama-la de Tia Dirce.

Quando você consegue uma entrevista de emprego, Tia Dirce faz uma cara de "sei não" e fala: "será que você vai conseguir mesmo esse emprego? Não é naquela empresa grande e famosa? Iiiiiiih, sei não, heim? Deve ser complicado entrar lá e você não é dos mais brilhantes, não é mesmo? E lá deve ser difícil pra estacionar o carro, onde você vai parar seu carro? Aliás, esse seu carro tá bem na hora de trocar, não tá, não? Lata velha... Se você conseguir o emprego, vão achar que você é um pé-rapado. Bom, mas tudo bem, porque você não vai durar em uma empresa daquele tamanho mesmo... Quer um bolinho de laranja? Acabei de tirar do forno."
É ou não é assim?

A ansiedade cria uma realidade à nossa volta que não está acontecendo. Só está acontecendo na nossa cabeça.

É uma realidade, um lugar, uma vida em que você NUNCA relaxa.

Você precisa provar que é melhor do que acham que você é, porque as pessoas não estão conseguindo entender o quanto bom você é.

Você precisa provar de alguma forma que você tem o mesmo valor que os outros.

E precisa se preocupar com aquele cara que fica tentando puxar seu tapete.

E você é obrigado a trabalhar mais para garantir que vão reconhecer seu esforço.

E ninguém reconhece.

E, se reconhece, coloca você em uma situação frágil, como um alvo, e aí você precisa trabalhar mais pra provar que mereceu aquilo.

Mesmo sabendo que uma hora ou outra alguém vai te desmascarar, porque, no fundo, você não está dando conta daquilo!

E aí você fica estressado e seu trabalho começa a ficar com menos qualidade, você esquece uma coisa, se confunde com a outra, entrega um relatório que poderia ser melhor, e aí fica até mais tarde pra corrigir tudo.

Tia Dirce só gargalhando com desprezo da sua vida.

Apontando seus defeitos, suas fraquezas e te fazendo comer açúcar e outros carboidratos, o que aumenta ainda mais a ansiedade, o que te faz comer mais carboidratos, o que faz... Tia Dirce não dá uma trégua.

E lá está você encucado que sua namorada vai te deixar. Tia Dirce mandou um whatsapp dizendo: "Olha que seu último relacionamento acabou assim, do nada, heim?".

E aí você fica se justificando o tempo todo, fazendo perguntas, de olho em tudo, em estado de alerta, procurando pelo em ovo.

Sua namorada começa a achar você chato e isso faz você acionar o alarme ela-vai-me-deixar e começa a ligar o tempo todo, a mandar beijos, flores, a convidar pra sair, até que vem o pé na bunda – porque quem aguenta? – e você conclui o quê?

"Tá vendo? Com você é sempre assim. Beijos, Tia Dirce".

E isso vira uma bola de neve. Que só para de rolar e crescer quando você entende que não é a vítima e, sim, o vilão.

Aí você interna a Tia Dirce em um asilo, visita primeiro todas as semanas, depois todo mês, cada vez menos, porque ela não te reconhece mais, até que ela morre dentro de você.

Nesse processo, entre a tia mudar da sua cabeça pra um asilo até ir pro céu, você precisa se lembrar de que é a sua mente que está criando essa realidade. Uma realidade que faz mal, que faz você sabotar sua vida. Mas que não é verdade.

Pílula azul ou vermelha? Qual você vai escolher?

Tia Dirce não é uma encarnação do demônio que mora em você. O que acontece é que, quando você pensa de um jeito, você acostuma a pensar daquele jeito, você cria um hábito, uma zona de conforto.

E toda vez que acontece alguma coisa, você vai para a casa da Tia Dirce, que por pior que seja, é onde você se sente seguro.

Você sabe o que ela vai falar, que bolo ela vai fazer e se você precisar dormir lá, ela vai reclamar, mas vai fazer uma cama quentinha pra você.

Toda vez que você pensar que não vai dar certo, não tenha dó: diga CALA A BOCA, TIA DIRCE em alto e bom som, sem medo. Ela vai ficar emburrada e você pode aproveitar esse silêncio para confiar na vida.

Essa é a grande lição de um burnout: ter fé na vida.

Não estou falando de religião. É fé na vida, fé em que o que está acontecendo agora na sua vida é o melhor pra você.

Fé em que as pessoas certas, os lugares certos, as coisas certas para você vão aparecer.

Fé em que uma coisa que parece ruim pode ser uma libertação.

Fé em que uma coisa ameaçadora pode ser uma grande mudança positiva.
Fé em você e na sua força.

Tia Dirce quer que você fique igual a ela, mas, confie em mim, você está aqui para ser feliz e não para sofrer desse jeito.

Mudar é assustador, mas é a chave para você entender que você não é menor que ninguém.

Essa realidade da ansiedade é que gera stress.

E o stress é o que faz você chegar no limite físico a ponto de ter um burnout.

Lembre-se: fé é o que faz a gente tirar o pé do estribo e raspar a lateral dos pés ao invés de se jogar do cavalo e se esborrachar no chão com a coluna quebrada.

A CULPA

Uma das primeiras coisas que escutamos quando temos um burnout é que somos ansiosos.

Vem de vários jeitos e de várias pessoas, mas em comum tem o tom de acusação.

Você é ansioso, por isso se estressa.

Isso que você tem só pode ser síndrome do pânico, porque você é ansioso.

Você tem depressão porque é ansioso.

Você está passando mal porque está tendo uma crise de ansiedade.

E minha preferida: você não tem nada, isso é ansiedade.

Ou não é nada ou é ansiedade. Se ansiedade não é nada, por que estamos aqui lendo esse livro?

Ansiedade é alguma coisa.

Ansiedade causa problemas físicos, sim.

O problema (pra gente) é que o burnout é o limite máximo do stress e o stress é gerado pela ansiedade, e isso faz muita gente concluir que burnout é o mesmo que TAG / crise de ansiedade / síndrome do pânico / surto / colapso nervoso.

E por "muita gente" quero dizer médicos e não-médicos.

A pessoa que chega a um burnout vem de todo um processo de achar que não está dando conta, de achar que é menor, de achar que não está agradando, de achar que faz tudo errado, de achar que é um impostor, de ficar ouvindo a Tia Dirce acusando-a de fazer tudo errado.

Quando, ao invés de localizar o problema a ser tratado, parentes, amigos, colegas, conhecidos, médicos, terapeutas, vizinhos e namorados acusam a pessoa por ter causado o problema para si mesmo... vem a culpa.

Você não deu conta.

Você é fraco.

Vem uma grande culpa por ser assim. Por ser ansioso. Por ter um pensamento catastrófico. Por não ter feito diferente. Por ter feito tudo errado.

Por ser um fracassado.

A culpa de o burnout ser um fracasso pessoal é devastadora e, nos primeiros passos para a recuperação, só faz atrapalhar.

Por vezes nos mantém parados, empacados, no mesmo lugar por meses, até conseguir ter um entendimento de que não é nossa culpa, não...

Não é nossa culpa ter uma caixinha de ferramentas sem o suficiente para lidar com uma sobrecarga pesada em um ambiente hostil cheio de assédio.

Tenho certeza que você, como eu, fez o seu melhor. Fez o melhor que você podia com as ferramentas que você tinha naqueles momentos de injustiça, de abuso, de terror.

Você se esforçou tanto, se empenhou tanto, se comprometeu tanto, se responsabilizou tanto que acabou levando seu corpo para além do limite.

Sua culpa? O que você fez de errado?

O que você fez de diferente daqueles que agora parecem te acusar? Talvez você tenha feito melhor do que eles naquela situação.

Quero que você entenda isso mais rápido do que eu entendi: NÃO É SUA CULPA TER CHEGADO A UM BURNOUT.

Entendeu? Não é!

E quando você entender isso, vai achar que a culpa é dos outros. Da empresa, do seu chefe, do seu marido, daquela piranha que puxou seu tapete depois daquela reunião. Não é.

Ah, então é culpa do seu médico, que falou que você tem ansiedade e te deixou pior. Não é.

Não é culpa de ninguém.

Pausa para você pensar sobre isso.
.
.
.
.
.
.

Não é culpa de ninguém o que aconteceu com você.

E quanto antes a pessoa com burnout aceitar isso, mais rápida será a recuperação dela.

Lembre-se: você não é vítima.

E acreditando que é vítima, você está sendo seu próprio vilão (oi, Tia Dirce, você por aqui? Saudades.)

OS SINAIS

Você já assistiu BBB? A gente, aqui de fora, fica olhando aquilo e pensando: "mas por que cargas d'água essa mulher está dramatizando tudo?", "por que, pelos céus, esse moço ainda está falando disso?".

Acontece que, pra eles ali dentro, a casa vira o mundo. Eles passam a desconsiderar o que está acontecendo lá fora e a vida toda, o tempo todo, é focada no que acontece dentro daquelas paredes.

Um pequeno conflito vira um enorme drama se os envolvidos estão trancados no mesmo lugar. E a mesma coisa acontece quando você passa vinte horas do seu dia, sete dias da semana, dentro da sua vida profissional.

Os amigos, a família, eles olham pra gente, ouvem a gente e falam: "mas por que cascalho você ainda está falando disso?"

Por que você só fala de trabalho?

Por que você está preocupada com isso?

Por que você só pensa na empresa?

Acontece, amigos, cônjuges e familiares, que nós estamos confinados naquele lugar com aquelas pessoas. Nossa cabeça fica o tempo todo em alerta, pensando, se preocupando, antevendo o que pode acontecer, remoendo o que já aconteceu, nos justificando, nos preparando, nos defendendo... Tia Dirce fica rouca de tanto falar "sei não, heim?".

O foco da vida é o trabalho e tudo que não é trabalho está atrapalhando nossa concentração, sugando nossa força, bloqueando o caminho.

A pessoa começa a agredir todo mundo, a ser sarcástica, a revirar os olhos porque ela está certa de que você não está entendendo. Você não está lá. Você não sabe como é.

E é por isso que a maioria das pessoas que têm a sorte de, de cara, receber o diagnóstico correto de burnout se recusa a parar.

Eu não tenho tempo pra ficar doente.

Se eu sair, vou fazer o quê? (minha vida é só isso)

Vou assinar atestado de fracassado.

Vou dar de mão beijada o que eu conquistei praquele povo que fica tentando puxar meu tapete.

Vou deixar minha equipe na mão.

Sem meu trabalho, eu morro.

Mas é o contrário: é o seu trabalho que está te matando.

Quando você fica com vergonha seu rosto não fica vermelho? Quando você fica nervoso, você não tem piriri? Quando você fica com medo, não dá dor de estômago?

Nossas emoções causam reações físicas e com o stress não é diferente.

E o corpo vai dando sinais. É como se ele dissesse "olha só, isso aqui vai dar merda". E a gente ignora.

Deve ser só cansaço. Deixa eu entregar esse relatório e daí eu vejo isso. Todo mundo tem dor de cabeça, toma um analgésico e pronto.

E os sinais vão aparecendo aos poucos e a gente fica com dificuldade em perceber. Até porque, como eu disse, tudo que não é trabalho não é o foco agora. Não me atrapalha aqui que eu tô lotada de trabalho pra fazer.

No meu caso, o fato de eu ter virado um trator lá na agência foi um primeiro sinal.

Eu mudei de personalidade e passei a ser agressiva, sarcástica, irritadiça, amarga, sempre na defensiva.

Por que é difícil perceber? Porque estamos vendo todos à nossa volta nos atacando.

Alguns casos são verdadeiros, como os que assediam continuamente, os que puxam nosso tapete, os que querem nos prejudicar. Mas outras coisas são invenções da nossa mente (Tia Dirce) ou um exagero dos fatos reais – o que torna muito complicado discernir até onde é verdade.

Eu tinha lapsos de memória o tempo todo. Desde trancar a porta de casa e largar a chave na fechadura, do lado de fora, até precisar parar o carro no meio de uma avenida às três da manhã, porque eu não sabia pra onde estava indo. Pra casa? Pro trabalho?

Tudo eu anotava em um caderno, eu tinha três follow-ups diferentes, para não correr o risco de esquecer alguma coisa de algum projeto – seria um prato cheio para a plateia que comia pipoca enquanto me via lutando com leões.
Em alguns momentos eu levantava de uma cadeira e ficava tonta.

Uma vez, rolei escada abaixo, desmaiei, levantei e fui pra uma reunião. Isso é um sintoma? Sim, um sintoma de que as coisas não estão normais.

Quando saí dessa agência, fui pra outra, pequena e tranquila, mas eu não sabia mais trabalhar como uma "pessoa normal".

Eu trabalhava até madrugada, porque tudo durante o dia me tirava o foco. Eu declarava guerra aos outros diretores. Eu não saía pra almoçar e, se a impressora rateasse, eu ficava fora de mim.

Fiquei com depressão por três anos. E considero esse período como um pré-burnout.

Teria me ajudado muito se eu tivesse percebido o que estava acontecendo e procurado uma terapia ou um psiquiatra. Mas não procurei. E segui, de agência em agência, até que, poucos anos depois, quando trabalhei em um lugar em que eu tinha as responsabilidades mas não a autonomia do cargo; onde eu tinha um chefe que era quase um clone daquele que me assediava moralmente; que me fazia acumular cargos; que mentia descaradamente pra mim e para o cliente, usando meu nome... meu cérebro desligou a chave-geral. Falou "agora, chega!". Aí foi o burnout. O limite máximo do stress. Um colapso geral.

Alguns sinais são muito específicos. Eu tive um piriri atômico um dia. Foi um piriri tão violento que eu desidratei, minha pressão despencou e eu fiquei desmaiando seguidamente até quase entrar em choque.

Claro que, no hospital, me falaram que era virose. Eu achei que tinha sido intoxicação alimentar. Mas era um sinal. Nem uma coisa nem outra teriam causado uma reação tão dramática. Meu corpo já estava no limite.

E aqui uma coisa interessante: as poucas vezes que precisei faltar no trabalho, eu sentia culpa de não estar lá e por estar sobrecarregando alguém. Mas, nesse dia do piriri, que já foi bem perto do treco do burnout, eu precisei faltar dois dias e achei ótimo. Como se eu tivesse me livrado de ir pra uma frente de batalha, em uma guerra. Sinais.

Um tempo depois do burnout, entendi que minha relação com o açúcar estava me matando.

Outro sinal, pra todo mundo, é esse: a pessoa ou para de comer ou começa a comer carboidratos de maneira compulsiva, como falei no capítulo da ansiedade.

Eu comi a ponto de engordar vinte e cinco quilos em coisa de dois anos. E daí eu fiquei um tempinho só fazendo freela e dando aula, fora das agências, portanto, comecei a me sentir melhor e resolvi fazer um check-up básico.

Eu estava com mais de cento e vinte quilos, pré-diabética, com todos os índices apontados pelos exames enlouquecidos e uma esteatose. Eu precisava emagrecer.

E eu fiz reeducação alimentar (mas burlava e comia açúcar e farinha de trigo em exagero) e comecei a andar. E a correr. E a ir pra academia todo dia.

Esse é outro sinal: intensidade de exercícios.

A gente ouve e lê que fazer exercícios melhora nosso bem-estar, diminui a ansiedade e ajuda a perder os carboidratos que o stress fez a gente comer e começa a ser compulsivo nas atividades físicas.

Muita gente radicaliza e vai fazer esportes de risco, como escalar rochas ou voar de asa-delta. O corpo está sobrecarregado, acelerado, superestimulado e um balde de adrenalina parece uma ótima alternativa.

Mas é só uma fuga, como a comida, a bebida... Uma tentativa de ter a sensação de alegria e bem-estar que a gente não está conseguindo ter na vida.

Um bombom, meia hora na esteira, tomar um porre, ir pra balada todo dia parece um alívio, uma compensação, mas é um jeito de fugir.

Assim como trabalhar vinte horas por dia todo dia.

Fugir também é um sinal. Preste atenção nisso. Ouça seus amigos, seu parceiro, seus parentes.

Não ouça a Tia Dirce!

A FADIGA DE ADRENAL

Acho importante explicar o que, fisicamente, é o burnout. Ainda que, não sendo médica, não tenha competência para entrar em detalhes.

Segundo os médicos alopatas, não existe fadiga das adrenais e é por isso que, para eles, o que temos é depressão.

Mas, segundo os médicos ortomoleculares, a história é outra.

Nosso corpo tem duas glândulas chamadas adrenais (ou suprarrenais).

Elas são do tamanho de uma noz, ficam pertinho dos rins e são a chave para você se recuperar de um burnout.

Isso porque as adrenais fabricam coisa de cinquenta hormônios, por aí. E só por isso já dá pra ter uma noção da importância das bichinhas.

Mas não é só isso: elas fabricam, entre esses hormônios, o nosso conhecido cortisol.

Que é conhecido como sendo o hormônio do stress.

E as adrenais, como sendo as glândulas do stress.

Não sei pra você, mas é nesse ponto que eu paro de compreender o por quê dos médicos alopatas insistirem em depressão.

Sigamos.
Vamos falar sobre o stress.

A gente fica falando que o stress é ruim, que o stress faz mal, mas o problema é a quantidade de stress e por quanto tempo.

Porque o stress, quando agudo, aquele que nos dá a habilidade de fugir pra não morrer, por exemplo, é benéfico. É por causa disso que a gente sobreviveu quando morava nas cavernas e continua sendo assim até hoje.

O problema começa quando nosso pico de stress deixa de ser "preciso fugir desse leão" e passa a ser "tenho medo de ser demitido", por exemplo.

Porque do leão você corre, se livra e o stress passa.

E o medo da demissão, a pressão, a cobrança, tudo isso dura um tempo longo.

E as adrenais estão lá fabricando adrenalina, cortisol e mais um monte de coisas, pra gente fugir desse leão por meses, anos.

Elas não foram feitas pra funcionar desse jeito. Elas se sobrecarregam.

E um dia não conseguem mais funcionar de maneira adequada.

E aí temos a fadiga de adrenal, também conhecida como burnout.

O famoso pau no sistema.

Sem as adrenais funcionando direito, a pessoa entra em um estado de letargia, porque ela não consegue obter energia.
Fica exausta - e é um cansaço inexplicável, porque não corresponde ao desgaste que se teve.

A pessoa desenvolve uma tendência a hipoglicemia.

Uma dependência de comidas salgadas (porque a adrenal tem lá um hormônio que regula o sódio e a água do corpo) ou muito doces (por causa da hipoglicemia).

Começa a sentir dores crônicas. Tem gente que evolui pra um estado de ter todos os sintomas de uma fibromialgia.

O intestino ora prende ora solta.

A tireoide começa a funcionar mal, a pessoa engorda e tem sintomas de hipotireoidismo.

A pessoa tem uma inversão na curva do cortisol: o normal é o cortisol ser alto de manhã, cair um pouco à tarde e ser baixinho à noite.

Na pessoa com fadiga das adrenais, o cortisol de manhã é superbaixo (tanto que a maioria de nós só consegue dormir bem entre sete e nove da manhã), dá uma pequena levantada – ou não – à tarde e à noite ele aumenta (e a gente tem uma súbita disposição entre oito da noite e meia-noite).

O sistema pira, entende? Dá um curto-circuito.

A pessoa fica deprimida (a depressão é uma consequência não-mental aqui, portanto).

Vira presa de infecções e alergias no corpo todo (e não só de pele).

Demora pra se curar de qualquer coisa.

Perde a paciência. Se desespera. As mulheres têm crises de choro, os homens têm ataques de fúria.

Obs: Baseei as explicações desse capítulo, depois de confirmar com o meu médico, em dois vídeos sobre o assunto: "Fadiga Adrenal é diagnóstico do sétimo médico. Segundo Dr Kater no Salutis" e "Fadiga Adrenal. O que é, como identificar e tratar. Entrevista Dr. Alain Dutra no Salutis", do canal "Dr. João Carlos Baldan", disponíveis no Youtube.

OS SINTOMAS

É claro que cada pessoa é uma pessoa, que está em um contexto diferente da outra, que traz uma bagagem de vida diferente, mas existem alguns sintomas muito recorrentes nos relatos de quem tem burnout:

- A pessoa se sente incapacitada, começa a faltar no trabalho para fazer exames médicos, porque suspeita de que tem alguma coisa fatal; ou, por outro lado, a pessoa fica no trabalho dia e noite, mas na maior parte do tempo ela não está lá. Está o corpo; a alma mandou dizer que não pôde ir hoje.

- É comum acessos de choro no próprio ambiente de trabalho (às vezes em plena reunião ou em uma entrevista de emprego) ou no caminho para o trabalho ou para casa (muitas vezes o choro é o desespero de, no dia seguinte, repetir tudo o que acabamos de passar).

- O rendimento cai, a pessoa fica distraída, não consegue se concentrar, esquece muita coisa, não tem ânimo, motivação ou força pra fazer o trabalho. Entra aí o piloto automático com bateria baixa.

- Agressividade, irritação, sarcasmo, acessos de raiva... fica cada vez mais difícil conviver com a pessoa... e ela mostra o desejo de se isolar cada vez mais.

- Necessidade de comer doces e comidas salgadas, além de começar a exagerar no café, que é uma tentativa de se sentir com mais energia.
- Exaustão total. A bateria da pessoa está no zero, não há mais nenhum recurso físico ou emocional. Quem está trabalhando se arrasta e chega em

casa quase desmaiando. Quem, como eu, tem um treco, muitas vezes a partir dali não consegue nem andar direito.

- Fraqueza, dores musculares, alergias, dores de cabeça, como se a pessoa tivesse muito, muito gripada, o tempo inteiro. Na verdade, outro sintoma é a facilidade em ficar gripado, ter faringite e outros "ites". Resfriado vira sinusite em um estalar de dedos, por exemplo.

- Além da facilidade em pegar alergias, resfriados e infecções, elas demoram muito mais tempo para passar.

- Problemas gástricos e náuseas

- Queda de cabelo violenta, constante e crescente. Eu fiquei com falhas, entradas, quando eu tomava banho não dava pra ver o ralo, tamanha quantidade de cabelo que caía.

- Distúrbios do sono: eu tive três problemas de sono, que me acompanharam durante anos e anos, do stress à recuperação.

O primeiro é o mais normal na fase dos sinais, do stress, do início do processo (mas perdura), que é a pessoa não dormir porque a cabeça não para. A gente fica lá pensando na reunião que teve hoje, na apresentação de amanhã, no que falaram, no que a gente fez e até em fantasias malucas de como a gente gostaria que as coisas fossem – ou como seriam, se nossos medos se realizassem. Chegou um momento em que eu nem deitava pra dormir, porque já sabia que não ia rolar.

O segundo problema era conseguir dormir com facilidade (principalmente na época em que estava fazendo treinos de corrida), mas, cinco horas depois, eu acordava e ficava lá pensando loucamente em tudo.

Já o terceiro era não conseguir dormir mais se acordasse com algum barulho.

O primeiro foi nas fases de stress e burnout; o segundo, na fase do burnout; o terceiro, na fase de burnout e de recuperação.

Em geral, as pessoas com burnout têm muita dificuldade em sair da cama e se sentem mais dispostas à noite... e aí estão ligadonas e não dormem até umas seis ou sete da manhã.

- ... Entre outras coisas: porque cada um é cada um. No meu caso, por exemplo, tenho disautonomia. Eu nem sabia. Pra mim, eu desmaiava porque tinha crise de hipoglicemia. Mas descobri que eu desmaiava, por causa da disautonomia, quando tinha uma crise de hipoglicemia, o que são coisas diferentes.

O sistema autônomo, ao lado da parte hormonal, sofre com o stress e, no burnout, está lá loucão, vestido de Napoleão, babando e de pantufa na rua.

Daí a sensação de desmaio iminente o tempo todo, minha cabeça ficava pesada, eu ficava cansada, mole... a pressão variando entre nove por seis, oito por cinco...

Cada corpo tem suas características, suas forças e suas fraquezas e, por isso, você pode ter (ou não ter) sintomas a mais. Mas, em geral, é isso.

Hoje, no Brasil, segundo os dados da Isma (international Stress Management Association), trinta por cento dos brasileiros têm burnout.

Isso entre os que obtiveram o diagnóstico correto, né?

Só aí são cem milhões de trabalhadores vagando de médico em médico recebendo explicações como "isso não é nada", "isso é coisa da sua cabeça", "é só descansar que passa" ou "isso é depressão/ansiedade".

Tem gente que é internada em clínica psiquiátrica porque o médico não consegue entender que existe fadiga das adrenais... e por isso é importante você saber o que é para encontrar o médico que vá te ajudar.

Pra quando um médico disser que não é nada ou que há um sintoma em que se deve focar, desprezando os outros, você saber que precisa procurar outro profissional.

Muita gente está tratando transtornos de ansiedade, depressão, hipotireoidismo, resistência insulínica, fibromialgia, insônia, labirintite e o problema é a fadiga de adrenal.

E fica arrastando o problema anos a fio, sem solução.

O TRATAMENTO MÉDICO

Se você entrar no Google agora buscando "como se trata burnout" vai ver que noventa e nove por cento das ocorrências vão falar que é indo em um psiquiatra.

Na minha opinião - conclusão da minha experiência e das conversas que tive com um monte de gente que passou pela mesma coisa, e com os médicos que me atenderam, para o bem e para o mal, além dos terapeutas com quem tive (ou não) o prazer de entregar meu corpinho para tratamentos diversos - isto está errado.

Ou melhor, incompleto.

Se estivéssemos na terceira série do primário, seria um meio-certo.

A recuperação de um burnout só é realmente alcançada se o paciente ativar, ao mesmo tempo, duas frentes paralelas de tratamento:
Frente um: Saúde mental
Frente dois: Saúde física

A parte de saúde mental é absolutamente fundamental por um motivo bastante simples de entender: o burnout é o limite máximo do stress. E o stress é gerado pela própria pessoa.

É preciso que se busque ajuda em uma terapia, porque o seu modo de pensar estressa você. Você não sabe lidar com as adversidades.

E isso não é uma crítica, até porque estamos no mesmo barco, não esqueça isso.

Você precisa entender como reage às coisas, como lida com as pessoas, com o seu trabalho, com você mesmo, com as expectativas, com as cobranças, com a Tia Dirce.

E, uma vez entendido como isso funciona, você precisa mudar. E mudar um hábito não é tarefa simples, por isso não tente fazer isso sozinho: procure ajuda.

Vou repetir, porque é muito importante você entender: BUSQUE AJUDA.

Para mim, a linha terapêutica que mais gostei foi a cognitivo-comportamental. Mas isso é muito pessoal.

Você tem que achar um psicólogo com quem você se sinta seguro, sem ser desautorizado, alguém que consiga entender o que é um burnout.

Se o profissional disser que burnout não existe, que burnout é depressão, que você precisa encontrar Deus ou que você tem um espírito obsessor (não ria: são fatos reais relatados por diversas pessoas), procure outra pessoa.

Fique atento ao fato de que, quando a gente está no processo de burnout, nossa tendência é acreditar que a culpa é nossa, que estamos errados, que não estamos entendendo – e aí fica mais fácil acreditar que o terapeuta tem razão. Se aquilo que ele falar descer torto, analise com cuidado.

Com cuidado, porque outra coisa que tendemos a fazer é nos agarrar a qualquer possibilidade de provar que o que temos não é mental.

É tanta gente falando que é coisa da nossa cabeça que, sem perceber, a gente fica procurando qualquer evidência física que convença as pessoas.

Spoiler: não vai convencer as pessoas. Meu diagnóstico metabólico comprovado por um exame sério, analisado não por um médico, mas por um board de médicos americanos é reduzido a lixo por qualquer pessoa, médico ou não, que acha que o que eu tenho é depressão. Falaremos disso mais à frente.

Então, é preciso tomar cuidado para não recusar qualquer tentativa do psicólogo em tratar nossa saúde mental. Não esqueça: é mental e é físico.

Tenha isso em conta sempre, saia da defensiva, mas seja fiel às suas verdades e convicções que são resultados de autoconhecimento!

Sobre a depressão, especificamente: quem chegou a um burnout tem um pensamento depressivo. E as adrenais estão em pane. E é ansioso. Aí é que está o ponto que faz com que os médicos alopatas estejam tão convictos de que o que temos é resolvido com remédios psiquiátricos.

A questão é que todo deprimido está em stress, mas nem todo mundo que está em stress é deprimido. Em muitos casos, a depressão e a ansiedade altíssima é uma consequência do burnout e não a sua causa.

É claro que eu estava deprimida quando procurei os médicos. Eu estava passando muito mal há muito tempo e ninguém estava acreditando ou tomando qualquer tipo de providência para me ajudar. Mas isso não quer dizer que meus sintomas foram causados por uma depressão.

Meu pensamento depressivo gera uma ansiedade, que gera um stress, que causou problemas físicos.

Não tem terapia nesse mundo que reequilibre meu metabolismo. É preciso um tratamento médico. Mas, é claro, se a causa é o stress, também preciso tratar minha mente. Parece complicado, mas é simples.

Já a ansiedade, sim: ela está ali e veio de fábrica. Porém, o stress, o açúcar, a farinha de trigo, o café (no meu caso, a Coca-Cola), tudo isso vai deixando a ansiedade mais alta.

Isso quer dizer que eu tenho pânico? Não. Isso quer dizer que eu preciso aprender a gerenciar meu stress na terapia e preciso de um tratamento médico que reequilibre meu corpo e meu cérebro, porque eles enlouqueceram aqui, socorro.

Muitas pessoas têm depressão em nível que compromete a vida, muitas pessoas têm depressão e acham que é burnout, muitas pessoas têm, sim, crises de ansiedade e síndrome do pânico, entre outras coisas que precisam ser tratadas com remédios psiquiátricos.

Então, se seu terapeuta e/ou médico sugerir que você procure um psiquiatra, isso não quer dizer que ele não acredite no que você tem. Lembre-se: analise com cuidado, quebre suas defesas, só atente para permanecer fiel às suas verdades.

O tratamento com terapia e eventualmente remédios psiquiátricos vai, também, ajudar você a lidar com esse momento da vida, já que a recuperação é longa e vai exigir de você mudanças radicais de hábitos.

Muita gente foge da terapia como o diabo da cruz. Existem preconceitos sobre saúde mental ainda hoje e muita gente acha que só deve procurar um psicólogo quando está louco.

Mas, não: a terapia deveria ser feita por todo mundo. Ela está aqui para nos ajudar a nos conhecer melhor, a sofrer menos, a levar a vida com mais leveza e a ser feliz.

E não é esse o propósito de um burnout? E não é pra isso que você está vivo?

Porém, como eu disse, você pode virar o Dalai Lama do equilíbrio mental que o seu corpo vai continuar desequilibrado. Quanta gente é tratada como tendo depressão e, depois de anos, continua se sentindo exausto?

Em um burnout, o corpo está totalmente desequilibrado, funcionando mal, os hormônios estão malucos, as adrenais estão sem força, o sistema autônomo está mandando SOS pro cérebro, que entrou no modo segurança e está com aquela tela azul de PC que deu pau.

O corpo vai precisar repor uma série de nutrientes que o stress rouba e que, sozinho, ele não vai conseguir recuperar.

E se você entrar na internet vai ver que tem um mooonte de pessoas falando o que se deve tomar.

São pessoas muito convictas de como se diagnostica e de como se trata e eu imagino que tenha gente seguindo um tratamento lido em um comentário de Youtube.

Mas não se engane: só quem pode diagnosticar é o médico.

Ué, mas se os médicos alopatas diagnosticam depressão... Pois é. Não vá em um médico alopata: vá a um ortomolecular.

Apesar de muito comum, não é obrigatório fazer o famoso teste de cortisol de saliva que nove entre dez pessoas que tiveram burnout propagam aos quatro ventos, da mesma forma que não é todo tratamento que prescreve hidrocortisona. Muito cuidado com essas "verdades" de internet.

O seu médico vai examinar e avaliar você e seu corpo. E, a partir daí, ele vai dizer o que fazer.

Pra encerrar essa conversa, meu tratamento não tem nada a ver, com exceção das vitaminas do complexo B e uma tal de ashwagandha, com o que eu já li ou me recomendaram na internet. Incluindo aí o tal exame de saliva e a hidrocortisona. Ué, mas...

E minha endocrinologista pediu o exame de cortisol de saliva... e disse que estava tudo ok. Ué, mas...

Por isso é que quem tem que te falar como trata o seu burnout é o médico e não eu. Eu falo pra você quem é preciso procurar.

É muito perigoso seguir o tratamento prescrito a outra pessoa. São corpos, sistemas, cenários e problemas diferentes. Não tente economizar desse jeito.

Sim, porque um tratamento ortomolecular não é barato. Mas é acessível, se você se programar (e se não tiver jeito, vá a um clínico geral que consiga compreender que você não tem depressão, e peça pra ele pelo menos repor os nutrientes que o stress rouba, além de procurar uma terapia. Não resolve, mas deve ajudar).

Por exemplo, muita gente me fala "ah, mas eu não tenho como pagar o médico e a terapia, então estou indo só na terapia (ou só no psiquiatra)".

Vem cá, de quem é a responsabilidade pelo seu tratamento?

Não é do seu médico, é sua! É você que manda na sua vida!

Então tenha uma atitude condizente com o que você quer ser na vida, você está em tempos de mudança e de aprendizados, se joga sem medo! Procure alternativas na internet, que está aí pra nos dar uma quantidade de informação inimaginável.

Uma busca rápida vai mostrar a você que existe atendimento gratuito de psicoterapia em diversas universidades, por exemplo.

O vitimismo atrapalha muito a procura de soluções. Ouço muito "ah, mas eu moro em uma cidade pequena e aqui não tem ortomolecular". Ora, então procure um na cidade maior mais perto de você, vá até lá e fale "só posso voltar uma vez a cada dois meses", mande fazer a medicação e pronto, quem vai ao médico toda semana?

Soluções. Ao invés de vitimismo, atitude.

Ficar em casa se sentindo um lixo e reclamando não vai te ajudar. Se ajude.

No tratamento do ortomolecular muito provavelmente vão ter substâncias prescritas nas fórmulas que servirão para segurar a onda da depressão e da ansiedade, então é provável que você não precise mais dos seus remédios psiquiátricos.

Antes de fazer contas e sofrer, procure os profissionais e entenda o que está acontecendo e o que será necessário para que você se recupere.

Não sofra por antecedência, Tia Dirce!

Outra coisa que seu médico ortomolecular vai recomendar é uma mudança de alimentação. A maioria das pessoas ignora essa parte, mas não faça isso.

É fundamental para a recuperação do seu corpo (e da sua mente).

No início, achamos que é impossível cortar o açúcar, por exemplo, ou pelo menos diminuir. Acredite em mim: não é. Em dois ou três meses, seu paladar começa a deixar de pedir.

Trate seu paladar como se deve tratar a Tia Dirce: com firmeza, mas com carinho, ofereça uma maçã na hora que bater aquela vontade de fazer uma panela de brigadeiro.

E não se importe com o que vão dizer. É da sua saúde que estamos falando.

Se você estiver se sentindo mal por não poder comer o que toda a sua família e seus amigos comem, leve para a terapia essa dificuldade, e todas as outras, para que, aos poucos, você vá se libertando dos medos que estão fazendo mal para a sua saúde.

A TERAPIA

Como eu disse, existe um enorme preconceito a respeito de fazer terapia. Muita gente ainda acha que é coisa de maluco, muita gente acha que, se for, vai estar assumindo ser fraco (ou louco), muita gente acha que é dinheiro jogado fora "porque eu converso com meus amigos na mesa do bar de graça".

Tudo balela.

A terapia é fundamental, na minha opinião, para qualquer pessoa, mas, para quem chega a um burnout... vixe! Não tem como não ir.

Vou repetir: não tem como não ir.

Pare de falar que você não tem tempo.

Deixa eu te falar uma coisa sobre ter tempo: eu vi o TED, uma vez, de uma moça que precisava fazer uma pesquisa com altos executivos, e vou ser sincera aqui, não lembro com que objetivo e nem o nome dela, pra você assistir, me desculpe.

O que importa é que uma das executivas era extremamente ocupada. Mas não aquele tipo de gente que fala que está sempre ocupado porque acha que valoriza mais o passe; não aquele tipo de gente que fala que está sempre ocupado porque é tão desorganizado que cada tarefa tem etapas a mais.

Estamos falando aqui de uma mulher que passava uma enorme parte do dia trabalhando – e efetivamente trabalhando, sendo exigida, requisitada, demandada e tudo o mais.

Ela não tinha tempo para nada. Inclusive para participar da tal pesquisa, era um tal de marca-e-remarca...

Até que houve um problema no encanamento da casa dela e, um dia, ela chegou do trabalho e deu de cara com o porão completamente inundado.

E ela tinha que falar com o encanador, com a empresa que lava as coisas inundadas, com o cara da caldeira, com o tiozinho da fiação, tinha que comprar novos móveis, fazer orçamentos, arrumar quem pudesse ficar em casa... ela gastou cerca de uma hora por dia, todos os dias de uma semana, para resolver todos esses perrengues.

Pegou? Ela arrumou uma hora no seu dia, todos os dias, por uma semana inteira.

Quando eu descobri que estava com esteatose (foi entre a depressão e o trecão do burnout), e precisava emagrecer por uma questão de saúde, eu, que não acordo cedo nem por decreto, comecei a ir fazer treino de corrida e academia antes de ir pra agência. Quando eu precisava ir pro cliente cedo, eu corria na esteira mesmo, na academia, na hora do almoço ou à noite.

Quando a gente quer (ou precisa), a gente arruma tempo.

Então por que você não tem tempo pra fazer terapia?

Porque você não quer fazer.
Talvez esteja com medo, mas tem alguma coisa que te impede de querer, entende? Pense sobre isso, tome coragem e procure ajuda.

Tem gente que tem medo do psicólogo achar que a pessoa é maluca. Se esse é seu caso, atenção: de perto, ninguém é normal, já dizia Caetanão.

Seu psicólogo já ouviu coisas mais malucas e mais normais que as suas e, lá na terapia que ele mesmo faz - porque todo psicólogo precisa também fazer terapia - ele já falou coisas mais malucas e mais normais. É assim com todo mundo.

Quando eu fiz terapia muitos anos atrás, pela primeira vez, eu era a primeira cliente da tarde e, depois de mim, tinha uma mulher, que eu sempre, evidentemente, encontrava ao sair.

Uns dois anos depois, eu percebi que a psicóloga tinha colocado uma segunda porta entre a sala dela e a sala de espera. Por quê?, perguntei. "Ah, porque dava pra ouvir tudo o que é falado aqui lá fora", respondeu ela, para meu total horror.

Veja: eu tenho uma etiqueta "made in Italy" e falo alto. Muito e alto. Muito, alto e gesticulando, mas esse terceiro item não tem som. Imaginei que a tal mulher do horário seguinte deveria chegar cedo e acompanhar minhas sessões como se fosse novela.

Mas, enfim.

E um dia eu falei isso com a terapeuta. Ela deu uma risada e me disse: "se você soubesse o que eu ouço aqui...".

E nunca mais me preocupei. Somos todos humanos, com problemas, dificuldades, e o fato de estar lá, procurando ajuda, já coloca você um degrau acima, junto com quem procura ter autoconhecimento para lidar melhor com as pessoas, com o trabalho, com os relacionamentos, com os medos, com a vida.

A terapia ajuda a gente a enxergar as coisas por outros ângulos, nos faz perguntas, nos provoca, nos desafia, mas sempre respeitando nosso ritmo, nossas convicções, nossas verdades, nosso jeito de ser, nosso tempo, nossos traumas.

Não é a mesma coisa que conversar com um amigo, porque o amigo fala o que você quer ouvir e não o que você precisa ouvir. O amigo pode concordar com você e aí ficam vocês dois empacados no meio do caminho da vida.

A terapia serve para você parar de sofrer.

Então... por que não?

É fundamental que a pessoa com burnout vá para uma terapia pra aprender a lidar com o processo do burnout (as questões, as dificuldades, as groselhas que ouvimos das pessoas, as inseguranças, as perspectivas, a reconstrução da carreira etc) e para entender como geramos tanto stress para nós mesmos.

E tem outra: enquanto estamos gerando stress, estamos colaborando com a doença e não com a recuperação. É preciso aprender a parar.

Assim, vamos aos poucos entendendo como funcionamos, refletindo sobre isso, vendo outras possibilidades, mudando nossos padrões de pensamento e de comportamento que muitas vezes nos sabotam e nos fazem ficar parados no mesmo lugar olhando a vida de todo mundo andar pra frente.

Tem quem disfarce o medo falando que não tem tempo e tem quem disfarce o medo falando que não tem dinheiro.

Faça isso por você.

AS TERAPIAS ALTERNATIVAS

Outro preconceito que você vai precisar quebrar é o preconceito com terapias alternativas.

Se você é daqueles que acha que terapia alternativa é o mesmo que abraçar uma árvore segurando um incenso saiba que eu também achava. Eu ria. Eu falava "ah, tá...".

Mas a gente muda.

Eu não acho que nenhuma terapia alternativa vá substituir nem o tratamento médico e nem a terapia tradicional que uma pessoa com burnout precisa para se recuperar. Mas é um maravilhoso complemento.

Você tem um cardápio de opções, das mais conhecidas às mais estranhas, para sentir com qual você se identifica mais.

Vai ter coisa que vai fazer sentido pra você e vai ter coisa que você vai pensar "ah, mas aí também não, heim?". E o que faz sentido pra você pode não ser o que faz sentido pra mim e vice-versa.

Tudo que é alternativo a gente tende a dizer não. Mas abra a sua cabeça e o seu coração.

Não esqueça que ser inflexível gera stress – é isso que você vem fazendo, que tal mudar agora?

Vou contar pra você as terapias que eu fiz. Tem muito mais coisas. Pesquise, peça indicação para os seus amigos, tente. Você pode se surpreender...

A primeira pessoa que entendeu o que estava acontecendo foi um naturopata.

Eu ia, toda semana, já desde a época do stress, à casa de uma amiga, que estudou medicina chinesa e aplicava acupuntura e reiki.

Porém, cerca de três semanas depois do treco, eu estourei a coluna. Travei, foi um horror, muita dor, mas muita, muita, muita dor na lombar.

Anos mais tarde descobri que a lombalgia é um dos sintomas da fadiga de adrenal (burnout), mas eu achei, naquela época, que eu estava com dor nas costas por ter ficado três semanas vendo séries no sofá (e eu sou a rainha de deitar e sentar toda torta).

E, achando que era dor nas costas, pura e simplesmente, resolvi fazer os exercícios que uma revista indicava como ideais para resolver e... aí eu travei DE VEZ. Nível eu-tentando-pescar-o-celular-no-chão-com-uma-pinça-de-virar-frango-na-panela de dor.

Aí cheguei na minha amiga - que, pra mim, até aquele momento, representava o que é terapia alternativa - com sensação de desmaio, cabeça pesada, tudo aquilo que já contei, e mais a coluna travada. Ela olhou, olhou, olhou e disse "podemos tentar, não sei... fazer ventosa".

Podemos tentar. Não sei. Fazer ventosa.

"Podemos tentar" não é o que queremos ouvir de alguém que está nos tratando, seja alternativo ou não.

E o resultado das ventosas foi zero.

Resolvi deixar aquela história alternativa pra lá, uma médica me deu relaxante muscular, passei a dormir no chão, e aí um amigo me indicou um massagista.

Eu fiquei sem entender porque a primeira consulta teve duas horas de conversa e mais uma de aplicação de coisas estranhas (ele fez reiki, ele colocou agulha de acupuntura ligada àquela maquininha que os fisioterapeutas usam, que dá choque, ele colocou agulha sem estar ligada na maquininha, ele fez reflexologia, até um pêndulo ele balançou em cima de mim).

E depois eu entendi tudo: ele não era massagista. Ele era um naturopata. E dos fodamente bons.

Ele sabia que eu não estava com uma dor nas costas normal: estava tudo ligado. Ele estava tratando tudo. O burnout, que eu nem sabia, àquela altura, o que era. Ele viu a conexão de tudo.

E aí perdi o preconceito.

ISSO é terapia alternativa.

Ele também dá uma espécie de passe espiritual antes de começar a sessão e, como sou espírita, ele passou também a me recomendar frequentar um centro.

Mas, entenda: ele não fala pras pessoas sobre isso a não ser que elas tenham a mesma crença, que isso faça sentido para elas. Ele também não atende com menos empenho quem tem uma religião diferente. Ele trabalha energia.

É isso que eu falo: antes de concluir coisas, converse com a pessoa, de coração aberto.

Fiz também, por mais de um ano, uma terapia chamada TISE – terapia integrativa somato-emocional. É uma terapia que tem por objetivo, pelo que eu entendi, transformar as experiências ruins que nós tivemos na vida, e que ficaram registradas na nossa memória (na mente e no corpo), em outro tipo de referência positiva, e eu não vou ser leviana em me estender aqui, porque é uma coisa complexa e tenho medo de falar besteira.

Outra coisa que você precisa saber sobre as terapias alternativas é que a maioria delas não surgiu porque um maluco fumando maconha teve um sonho e fundou uma seita: são pessoas que estudam energia, física quântica e sei lá mais o quê, que nem imaginamos, até entender como aquilo pode efetivamente ajudar o paciente a viver melhor.

E quando abrimos o coração, as coisas certas vão aparecendo. A terapeuta TISE e o naturopata, sem se conhecer, acabavam complementando o trabalho um do outro. Às vezes até um mandava recado pro outro, era divertido (e eficiente).

Depois mudei para o tethahealing, que tem o mesmo objetivo: quebrar as crenças negativas que a gente tem, algumas genéticas, outras das coisas que vamos concluindo ao longo da nossa vida, mas que fazem a gente ter medo, se sabotar, ficar correndo em círculos, repetindo padrões.

Antes da TISE, fiz brevemente uma terapia chamada Jin Shin Jyutsu, essa parece bem maluquinha. Mas, como as outras, tem todo um estudo complexo por trás.

Se você tiver dúvida, pergunte. Pergunte tudo o que te ocorrer. Se você achar que tem sentido, ficar intrigado e seguro, vale tentar. Se não fizer sentido, é só ir embora, simples assim.

Não fique pensando "mas e se...?". O "e se...?" é um hábito de pensamento medroso que trazemos do stress.

Essa terapia que tem nome parecido com jiu jitsu tinha uns exercícios que consistiam em segurar com as mãos partes do corpo, todo dia... e, sim, a gente por vezes se sente idiota.

Se sente idiota como quando eu tinha que abraçar uma árvore por dia como lição de casa de uma das terapias. Ou cortar os legumes que eu ia comer no sentido do crescimento. Ou ler meia hora de um livro com um copo de água do lado.

Meu lema agora é: se eu não conheço, não duvido.

Deveria ser o seu também.

Estamos na energia do stress, da correria, da preocupação, estamos vivendo, como eu disse, na realidade da ansiedade.

Uma reinvenção não se dá de forma superficial.

É preciso trabalhar corpo, mente, energia, tudo.

É preciso se abrir para coisas novas.

É preciso enfrentar os medos.

Um apoio religioso faz muito bem a muita gente, então, se você tem uma religião, pode ser também uma boa coisa a se fazer.

Eu comecei a frequentar um centro espírita-cristão aqui perto de casa e me reconectei com esse lado da minha vida que eu tinha ignorado por muitos anos.
Não estou falando de pegar o carro ou o ônibus e ir em missas, cultos e sermões. Estou falando de verdadeiramente ouvir essas pessoas falando nessas ocasiões. Ler livros, estudar, buscar sentido e apoio.

Outras coisas que ajudam muito são a meditação e a yoga.

Ajudam na parte mais difícil, inclusive, que é dar uma segurada na onda do pensamento acelerado – que se acelera muito mais em tempos de stress e gera uma ansiedade louca.

Tem várias linhas de meditação e de yoga para você pesquisar e ver qual faz mais sentido para você.

Quanto à meditação, você, no começo, vai achar que não é pra você.

Vai achar que é impossível e que nunca vai conseguir.

Mas é uma questão de treino. Ninguém começa e já consegue de cara.

No livro *Busque Dentro de Você*, o autor, Chade-Meng Tan faz duas analogias que me ajudaram muito a entender que não tinha nada de errado comigo:

1) Treinar meditação é como treinar musculação, mas sem usar os músculos, sem suar e sem ir à academia, o que já vemos, de cara, que é vantajoso :)
   Cada vez que seus pensamentos te desviam do foco e você volta a focar apesar deles, é como fazer um movimento de uma série com pesos. Aos poucos, seu "músculo" cerebral vai se desenvolvendo e o movimento vai ficando mais fácil e mais no piloto automático.

2) Treinar meditação é como um bebê aprendendo a andar: em um dia, ele dá um passo e cai; no dia seguinte, dá dois passos e cai; no outro dia, dá um passo e cai; e um dia, quando a gente menos espera, o bebê sai andando pela sala.
   É a mesma coisa: tem dia mais fácil, dia mais difícil e a sensação de que você não está conseguindo fazer aquilo vai te acompanhar. E um

dia você vê que conseguiu meditar um tempinho... e vai aumentando, até o bebê aprender a correr, a andar de bicicleta, a pular em um pé só.

Florais também são uma coisa que eu tinha preconceito e paguei minha língua. Primeiro aquela minha amiga das ventosas, depois a terapeuta TISE recomendaram uns florais, como complemento ao tratamento delas, depois eu fui em uma terapeuta floral mesmo.
Preconceito é ignorância.

Vou te dar outro exemplo: eu achava que fitoterapia era o mesmo que tomar chá, sabe como é?

Até que não só meu médico começou a me receitar fórmulas fitoterápicas, como me explicou que é o que tem de mais próximo da alopatia.

Fiquei lá com cara de alface pensando em como a gente deixa de aproveitar as maravilhas das descobertas que já fizeram até hoje por bobeira.

EMDR. EFT. Já ouviu falar? Viu? Tem todo um mundo de terapias que você não conhece e que pode mudar sua vida. Podem até não mudar sua vida, mas podem ajudar você a se curar e a se reinventar. Por que não?

Outro preconceito hardcore que eu tinha era com a lei da atração.

Eu ouvia o pessoal da agência falando do filme O Segredo, morrendo de rir, e criei toda uma imagem do que era aquilo, a ponto de usar como piada, para desdenhar de alguém que estivesse tentando mudar a vida com o pensamento positivo.

Veja como é ridícula a pessoa que fala mal do que não conhece.

Porque você pode levar a sério, pesquisar e chegar à conclusão de que aquilo não faz o menor sentido. Mas achar isso só porque ouviu dizer... porque imaginou... porque achou que era... porque seus amigos riram...?

E aqui entram também as terapias que eu fiz e que eram... como direi?... eram... bem, eram idiotas.
Uma delas eu não sei descrever qual seria a explicação, porque me venderam como sendo uma fisioterapia com exercícios neurais, mas o tratamento da moça consistia em me falar que eu não tinha nada, eu estava curada, só precisava acreditar.

É difícil acreditar que se está curado quando seu corpo não funciona, mas foi bom porque 1) fiquei mais convicta de que eu tinha, sim, alguma coisa que algum médico precisava achar (e achou); 2) eu criei tanto horror ao Segredo (ela citava muito, hoje vejo que erradamente), que fiquei com isso na cabeça... até que um dia vi o filme... e um ano depois fui pesquisar.

Pois é, as coisas aparecem e fazem folia em nossa vida, como diz a música.

Hoje eu acredito – porque entendi pelo ângulo da física quântica, ainda que com superficialidade, já que não cheguei a estudar essa ciência – e tento mudar meus hábitos de pensamento cada vez mais.

Porque percebi que a recuperação do burnout e a lei da atração têm em comum fazer a gente confiar na vida.

Confiar na vida é o melhor antídoto para o stress.

Se você voltar cinco anos no tempo e falar isso pra Roberta-estressada-a-caminho-de-um-burnout vai ouvir uma gargalhada sonora. E um olharzinho de desprezo.

A gente muda.

Nossas opiniões mudam.

Só nossa essência não muda. Mas, no stress, ela pode se perder.

E as terapias alternativas geralmente ajudam a gente a se reconectar com a nossa essência.

Pensa nessa última frase e esquece agulhas, florais, imposição de mão, pontos de acupuntura se o preconceito bater, ok?

AS PESSOAS

Ah, as pessoas...

São poucas as pessoas que ajudam a gente a se recuperar de um burnout. A maioria, na verdade, atrapalha.

Quando temos um burnout, as pessoas à nossa volta imediatamente de dividem em três grupos distintos:

Grupo um: pessoas que conhecem você, que respeitam sua opinião, que sabem que você tem um nível de autoconhecimento e de inteligência e que escutam o que relatamos, que têm empatia quando ouvem o que estamos passando no trabalho, nos médicos, na terapia, nos nossos pensamentos, e que nos ajudam a pensar.

São essas pessoas que indicam médicos e profissionais da saúde que podem nos ajudar, que procuram ler sobre o assunto para ter ideias, que se oferecem para ir conosco aos consultórios, que oferecem companhia se a gente precisar, seja pra ir ao supermercado, seja pra ir até um centro de umbanda, tendo ela outra religião.

Esse é um grupo bem pequeno e, surpreendentemente, não é necessariamente formado pelos seus amigos e família. Vai ter amigos, vai ter parentes, mas menos do que você espera. E vai ter também pessoas que você não imaginava.

Pessoas nem tão próximas, algumas que você nunca conheceu fora do Facebook, mas que vão oferecer o que puderem e torcer com sinceridade para ver você bem.

Grupo dois: pessoas que querem te ajudar, mas que se desesperam e acabam fazendo o contrário.

Elas têm o coração no lugar certo, mas alguns preconceitos e, principalmente, a ansiedade, colocam tudo a perder.

Elas vão insistir pra você ouvir o médico que te mandou pro psiquiatra, porque acham que você pode não estar querendo aceitar. Ou insistem para você ir em outra especialidade médica, porque a demora em você se recuperar é, para elas, a prova de que você escolheu o caminho errado.

É preciso cuidado aqui. Porque quando a pessoa faz essas coisas com boa intenção, a gente tende a deixar rolar, pra não correr o risco de parecer ingrato.

Mas cada vez que alguém que está acompanhando meu tratamento me fala que acha que seria melhor eu ir a um psiquiatra, neuro ou similares é como um tapa bem no meio da minha cara. Porque vejo que não adianta explicar, falar, argumentar, colocar a pessoa a par, repetir as conclusões e explicações médicas, o desespero e a ansiedade fazem com que essas pessoas não ouçam. E isso machuca.

Por um lado, é um aprendizado pra mim, porque, afinal, uma das coisas que me estressam é justamente me importar com a opinião dos outros. Mas, por outro, é alguém falando "não estou te escutando, só estou esperando você se tocar que está errado (ou "estou aqui só assistindo você meter os pés pelas mãos sem falar nada")".

Grupo três: esse é o maior grupo, realmente um grupo lotado, movimentado, animado, popular e que comporta a maioria dos seus amigos, dos seus colegas, dos seus vizinhos, dos seus conhecidos, dos seus parentes.

É o grupo que acha que você está de frescura, que você arrumou uma bela desculpa para evitar trabalhar, que é coisa da sua cabeça, que você é desequilibrado emocionalmente e não quer aceitar, que você é um fraco, um fracassado, que você é motivo de risada e de ser ridicularizado porque não consegue ver o óbvio: você é maluco.

Esse é o grupo responsável pelas maiores decepções que eu tive com as pessoas na minha vida em todos os tempos.

A conclusão a que cheguei é que esse grupo nos machuca tanto por dois motivos:

Motivo um: as pessoas falam essas bobagens pra gente por três razões, basicamente:

> Razão um: elas procuram na internet "burnout" e veem que o tratamento é ir ao psiquiatra. Qualquer coisa que você faça diferente disso é considerada uma não-aceitação da sua real condição mental. Tem aí uma parte de preconceito a respeito do que é um tratamento psiquiátrico e uma parte de falta de respeito à pessoa que você sempre foi até o seu burnout. Porque, por mais que você estivesse estressado, agressivo, surtado pelo stress, se a pessoa convive com você ela deve ser capaz de entender que você é uma pessoa sensata, inteligente e que sempre procurou fazer seu melhor. Tudo isso é esquecido e você é imediatamente classificado como um fraco que não quer se tratar porque tem medo de voltar a trabalhar.
>
> Razão dois: elas acham que ninguém passa por maiores desafios, pressões e cobranças do que elas mesmas. Assédio moral? Mimimi. É assim em todo lugar. Virou a noite três vezes essa semana? Eu também precisei trabalhar até mais tarde todos os dias e não estou aqui reclamando. Tá cansadinha? Nenhum emprego é perfeito. Se você está passando pelo mesmo que eu e eu estou aguentando, você é fraco. Não

vou nem perder tempo com uma pessoa que não consegue aguentar a pressão de um cargo alto em um emprego na vida adulta, dá licença.

Razão três: elas têm medo de se reconhecer em nós. Então, até outro dia eu era a fodona, que tinha um puta cargo em uma empresa referência do mercado, ganhando super bem, frequentando eventos, ganhando concorrências, viajando para fazer reuniões, virando noite, sendo chamada por outras empresas reconhecidamente boas, uma pessoa que alguém tem como foco em destaque, como nível a ser alcançado e agora... eu caí. Feito uma mosca naqueles negócios azuis de padaria que frita mosquinha, bzzzzzzttt. Nessa hora aparece um pavor de acontecer a mesma coisa com a pessoa. E ela nega. Ela precisa acreditar que o fraco sou eu. E ela usa todos os recursos necessários para isso. Caso contrário, ela vai ter que mudar e cadê a estrutura para fazer isso com a própria vida?

Motivo dois: a gente interpreta o que ouve de uma forma negativa.

Veja meu exemplo: eu sempre fui muito gorda. E sempre fui muito inteligente. A vida toda eu ouvi isso.

Então, por um lado, eu ouvia que era muito gorda, que eu não ia conseguir nada na vida, que nenhum homem ia se interessar por mim, que eu só seria bonita se emagrecesse, que eu não tinha força de vontade.

E eu acreditei.

Eu achava que tudo isso era verdade e sofria achando que meus amigos tinham vergonha de sair comigo, que nenhum homem jamais ia me achar atraente, que quando eu estava comendo, as pessoas em volta estavam pensando "nossa, que absurdo, já está desse tamanho e está comendo um sorvete?!" e que todos olhavam pra mim na rua com nojo.

Ao mesmo tempo, qualquer escola e qualquer emprego em que eu entrei minha inteligência era celebrada.

Em casa, isso era tratado como uma coisa normal, pra que eu não caísse na babaquice de me achar mais que os outros. Mas era entrar na escola, na faculdade, no emprego que eu ouvia que era ótima, que era brilhante, que eu podia ter o emprego que eu quisesse, que eu era um exemplo, que eu era a primeira da classe, que eu ia bem em todas as provas, trabalhos, cargos, desafios.

E eu... acreditei.

Aí você fala "ah, mas que bom, porque, se por um lado falavam que você era gorda, por outro destacavam sua inteligência".

Pois é. Aí é que você se engana.

Eu entendi que, por ser tão inteligente, eu precisava corresponder ao que todo mundo esperava de mim. Eu precisava ser a primeira da classe, a melhor de todos, a que é promovida, a que tem a melhor equipe, a que entrega o trabalho mais criativo, mais bem construído, mais bem desenvolvido.

Minha autocobrança atingiu níveis estratosféricos. A possibilidade de entregar um trabalho que fosse menos maravilhoso do que eu sei que poderia entregar era inadmissível.

Só que aí tem-se o seguinte problema: uma coisa é você apresentar um trabalho super bem feito quando você teve tempo, paz, incentivo e propósito para fazer.

Outra bem diferente é você entregar um trabalho super bem feito de um dia pro outro, com todo mundo interrompendo, cobrando, pressionando, duvidando, querendo ver cada etapa... e com você achando que precisa agradar a todo mundo, porque é o único jeito que você achou na sua vida de compensar o fato de ser gorda: ser a melhor em todo o resto.

E, como você pode imaginar, nada disso é consciente.

E você entrega o trabalho, depois de colocar sua saúde em risco, depois de se matar de trabalhar, depois de ficar lá fazendo tudo quando todos foram pra casa, e no dia seguinte ouve, quando muito, um "obrigado" e mais nada. E aí você acha que precisa fazer mais.

E você vai cansando e achando que precisa fazer mais, pra compensar... Quando você cai doente, todo mundo olha e fala: nossa, que pessoa fraca.

Ninguém quer saber o que você passou. E nem muito menos o por quê.

Se eu estou aqui com você e você caiu, eu assumo que passamos pelas mesmas coisas, com as mesmas ferramentas, e você é menos que eu.

E quem caiu, que já estava achando que não estava dando conta, acredita. É isso que machuca.

Também tem o fato de haver uma noção errada sobre o que é estar doente.

Se você está com uma perna quebrada, se você está pálido, se você está com dificuldade de locomoção, passando mal, sendo carregado, acreditam que você está doente.

Se você está andando e falando e, por fora, parece normal, você não tem nada.

E se você não tem nada, você está de frescura.

E aí começam os conselhos:

Você tem que reagir!

Você tem que querer viver!

Você tem que se animar!

Você tem que pensar positivo!
Você tem que relaxar!

Você tem que se convencer de que não tem nada!

E tudo isso pode ser traduzido por "você deveria ir a um psiquiatra".

Também tem os famosos:

Quisera eu ficar nessa folga!

Ê vida boa, não faz nada, não trabalha...

Mas você não tá trabalhando? Como assim?

Ai, que inveja, a essa hora na cama!

E riem.

Que pessoa ridícula, que inventa essa história de que está estressada e quer me deixar aqui, sobrecarregada, correndo, sem tempo pra nada, com peninha dela!

Não dorme porque é ansiosa!

Tem gente que se ofende. Tem muitos amigos que, lá pela terceira vez que você desmarca um compromisso porque está exausto, concluem que você não quer sair com eles. E se afastam.

Tem amigos que, lá pela terceira vez que perguntam como você está e você responde que continua na mesma, entendem que você não tem nada. E se afastam.

Estou falando aqui, muitas vezes, de amigos de décadas de amizade. Gente que cresceu com você, viajou com você, que frequenta sua casa, que entrega seus filhos pra você cuidar, que conta suas intimidades. Gente que te conhece profundamente.

Tem também quem comece a questionar: mas como você paga suas contas? Mas você já foi ao médico? Mas você tá fazendo terapia? Mas você tá indo na academia? Mas você não acha que deveria fazer uma viagem?

Tem quem comece a dar sugestão: não seria melhor você procurar um neuro? Um psiquiatra? Um cardio? Um gastro? Um homeopata? Uma benzedeira?

Tem quem não esteja ouvindo em um nível que insiste em te perguntar sobre coisas que você já está fazendo (e já contou pra eles): mas você já experimentou fazer acupuntura? Mas você já experimentou mudar sua alimentação? Mas você está fazendo terapia?

Duas conclusões importantes aqui:

- A gente cria a expectativa e a segurança de encontrar sorvete dentro de algumas pessoas, mas em muitas delas vamos encontrar feijão.

- As pessoas querem que você fique bem, mas não querem que você fique melhor do que elas estão.

AS RECAÍDAS

Eu tenho pra mim que alguém só se recupera de uma doença quando aprende tudo o que tinha que aprender com ela (e quem não se cura é porque não aprendeu? Em alguns casos, sim; em outros é porque tinha que ser assim. Sou espírita e minha explicação pode não fazer sentido pra você, mas estou aqui dando meu ponto-de-vista, não é verdade?)

Mas o negócio é que eu li isso anos atrás em algum lugar e achei um absurdo.

Só que a recuperação da fadiga de adrenal é sempre longa – estamos falando aqui de, no mínimo, dois anos depois que se tem um diagnóstico correto e um tratamento completo e correto – e cheia de altos e baixos.

Tenho uma amiga que teve seu primeiro filho, mas teve alta antes do bebê, por algumas complicações menores, que não resultaram em nenhum tipo de sequela (ufa!). Acontece que ela esperava viver a experiência da maternidade completa e perfeita, como vemos nos filmes: a mãe na cama de hospital sorridente, com uma camisola de seda, o pai distribuindo charutos aos amigos, a enfermeira trazendo o pequenino para mamar, todos fazendo coro nhóooooim-que-fofinho...

E o bebê não foi para o quarto, a mãe estava péssima, deprimida, querendo que todo mundo fosse embora, o pai estava nervoso, as enfermeiras passavam o dia todo dando foras do tipo "cadê seu bebêeeee?". Lágrimas, ansiedade e alta só para a mãe, enquanto o bebê permanecia na UTI neonatal.

No final tudo deu certo, pouco depois o baby foi pra casa pleno de saúde, forte, hoje é um menino maluquinho da melhor qualidade... mas ela até hoje, dez anos depois, fala disso.

Tudo o que sai dos nossos planos parece errado.

Já ouviu aquele ditado "O homem planeja; Deus ri"?

Tenha isso em mente ao pensar em uma recuperação de burnout.

O que a gente quer: começar o tratamento e sentir uma melhora quase que imediata. E não só isso: continuar em uma melhora crescente, ainda que vagarosa, até se curar por completo.

O que a gente vive: tratamentos que provocam melhora, pra depois provocar piora, remédios novos que dão sensação de piora, um sintoma melhora e na sequência outro piora, aí tem uma semana de horror, aí melhora, aí estaciona, aí dá uma merda, aí o médico precisa testar outro medicamento, aí ele percebe que está acontecendo alguma coisa estranha...

Meu médico convocou um board de médicos alopatas! Um exemplo de médico que se dedica para achar as soluções. E mesmo assim, eu parecia estar em uma montanha-russa.

Agora estou dormindo bem, agora não consigo mais dormir há três noites, socorro, agora a fadiga melhorou, agora não consigo andar um quarteirão sem ter dor de cabeça...

Imagina isso em uma pessoa com um tipo de pensamento catastrófico como o meu, que faz a gente ter a mais plena certeza de que tudo vai dar sempre (muito) errado.

Murphy manda lembranças.

Tia Dirce manda saudações.

Cada recaída é a certeza de que nunca mais vou sarar. É a passagem só de ida para um lugar escuro onde nada comigo dá certo.

É uma desorganização mental que faz a gente esquecer tudo o que aprendeu até ali.

Esqueça tudo o que leu, o que ouviu, o que soube, o que procurou, o que pesquisou, o que concluiu: faça uma lista de bens que podem ser vendidos porque fodeu.

Com a depressão eu aprendi que o truque é levantar o mais rápido possível. Porque cair, você vai cair. O negócio é levantar rápido.

Com as recaídas eu aprendi que eu tinha muito o que aprender.

E refletindo sobre isso vi que a grande lição do burnout pra mim era confiar.

Confiar que tudo vai dar certo.

Não tem, em todo o universo sideral, coisa mais difícil pra mim.

Eis aí minha lição de casa então.
Aprender a confiar para manter os baixos menos baixos e os altos mais frequentes.

Não confiar em que as coisas estão, sim, no caminho certo, foi o que me estressou a ponto de ter um burnout.

Ninguém falou que seria fácil.

Você vai precisar encontrar o aprendizado mais importante que a vida quer te oferecer. E se aplicar. Mas se aplicar como louco.

E lidar com as vezes que você quiser jogar tudo pro alto. E sentir culpa por ter se desorganizado tanto e tão rápido a cada recaída. E lidar com o fato de a culpa não ajudar em nada.

E tudo isso ouvindo as opiniões em volta, as groselhas, as melecas, as maldades, as faltas de noção em forma de perguntas, conselhos e "preocupações".

Em algum momento você vai perceber que precisa aceitar.

Em algum momento você vai entender que o burnout é uma oportunidade.

E o tempo todo você vai ter que se esforçar como nunca na vida pra mudar o que faz você estressar tanto.

Não acho que aprender a confiar seja uma lição só minha, é bem provável que a maioria das pessoas que chegaram a um burnout também tenham essa missão... Mas cada um é cada um e você precisa achar o que você tem que aprender.
Não é fácil achar e não é fácil superar esse desafio, provavelmente vai ser o maior da sua vida.

Mas é fundamental para você sarar.

Mais ainda: é fundamental para você viver, a partir daqui, sem ficar doente de novo. Sem sofrer desse jeito.

Chega dessa vida pesada, sem graça, sofrida.

Você merece mais do que isso, pô!

OS MEDOS

Medo todo mundo tem. Imagina então quem está estressado. Imagina então quem está doente. Imagina então quem está doente e ouvindo que não tem nada. Imagina então alguém que está doente, ouvindo que não tem nada, que achou um tratamento e a coisa virou uma montanha-russa de altos e baixos. Imagina então quem chegou a esse tratamento depois de passar por outros tratamentos, estes irresponsáveis, por anos a fio.

Imaginou?

A gente começa tendo medo de perder o emprego e as oportunidades de carreira. Porque a gente acha que, se precisar sair do emprego ou da área em que atua, está tudo perdido.

A gente segue tendo medo de que não vai sarar. Porque fica escutando que não tem nada, que é frescura, ninguém está escutando!

A gente depois acha que as pessoas têm razão e tem medo de ficar louco.

Tem o medo de não achar o médico certo, de o tratamento não dar certo.

Tem o medo de que nossos amigos nos abandonem, quando os primeiros começam a entregar a toalha.

Tem o medo de que nossa vida seja isso até o fim.

Medos.

A gente não chegou a um burnout porque não tinha medo.

O medo, a ansiedade, a sabotagem é o nosso estado normal.

Como querer que a pessoa funcione de outra maneira justamente no pior momento da vida?

Acontece que, para vencer um burnout, a pessoa precisa amadurecer. É um amadurecimento na marra, em que a gente aprende que ninguém pode te proteger, que ninguém vai pegar a gente no colo, que a vida não vai realizar os nossos desejos.

E não vai porque nem todo desejo nosso é o melhor pra gente.

Percebi isso claramente quando me dei conta de que, se eu tivesse sarado em seis meses, eu voltaria a ter a mesmíssima vida que eu tinha – e que me deixou doente.

É por isso que não se pode apressar a pessoa com burnout: cada um tem o seu tempo.

Muita mãe, marido, amigo, querendo que a pessoa reaja, levante, lute fica forçando um comportamento. Vamos! Assim não dá! Então vamos em outro médico! Acho que você precisa de outro remédio!

Porque querem que a gente funcione no tempo e na direção que eles funcionam (ou acham que funcionam, porque, da mesma maneira que a gente só descobre qual é nossa reação, diante de um assalto à mão armada, no exato momento em que isso acontece, também no burnout não tem a menor serventia você pensar "eu acho que, no lugar dela, eu faria tal coisa"). Primeiro, não dá pra saber.

Segundo, e se você realmente faria de um jeito diferente? Pode não ser o melhor pra mim.

Eu preciso respeitar meu corpo, meu tempo, meu ritmo.

Eu tenho um tempo de processo, um jeito de entender, um ritmo de aprendizado.

Que não tem nada a ver com inteligência, é uma questão emocional.

Racionalmente a gente entende tudo, e por isso dá medo. Porque, emocionalmente, a gente é uma criancinha. Racionalmente, um adulto. É preciso dar espaço e tempo para que a gente consiga equilibrar as duas coisas.

Quando você faz do trabalho a sua vida, você sufoca sua criancinha.

Quando você se desespera e acha que está tudo perdido, você amordaça seu adultinho.

Pra que eles se equilibrem é preciso ter paciência, força, resiliência.

A questão é que, aos poucos, vamos percebendo que perder o emprego não é o fim do mundo. Às vezes é a melhor coisa que pode te acontecer.

Por que você quer tanto um emprego que te deixa doente? Que te sobrecarrega, abusa de você, não te reconhece, não te valoriza?

E por que você quer um amigo que não acredita em você? Que prefere acreditar que você é alguma espécie de maluco que está instável emocionalmente a ponto de não conseguir discernir o tipo de tratamento que faz sentido? Pra que você quer um amigo merda que deixa de perguntar como você está, se pode ajudar, se você precisa de alguma coisa porque você não pode ir visitar, passear, conversar quando ELE quer?

A gente tem medo de perder a vida que tem, mesmo ela sendo uma vida que não está boa, que está sem graça, que te adoece, que te faz sofrer.

Somos loucos?

Não, acontece que é muito complicado abrir mão das coisas às quais você está acostumado.

Mas um dia abre-se uma porta na sua mente e você percebe que mudar é bom.

Que você precisa mudar.

Pra ser saudável, pra ser feliz, pra ter a vida que você merece e sempre quis.

Com amigos de verdade, com um emprego que te realize, com tempo para fazer o que te dá prazer, com leveza na alma.

Quando você perceber isso (sem pressa, um dia você entende isso com o coração), vai ficar só o medo de não repetir o passado.

Mas um dia ele também vai embora. Porque a gente entende que é mais, muito mais, do que o burro de carga que fizeram a gente ser. Que a gente é muito mais do que uma criancinha assustada.

A gente amadurece.

E não é pra isso que um burnout explode na nossa vida?

O que faz a gente mudar de comportamento é o medo.

Foi porque eu fiquei com medo de morrer que eu finalmente fiz uma dieta com exercícios e reeducação alimentar.

Foi porque eu fiquei com medo de nunca mais sarar que eu resolvi me empenhar pra mudar meu hábito de achar que tudo pra mim vai dar errado.

Já reparou que, ao se apresentar, as pessoas falam o emprego que elas têm?

- Olá, como você se chama?

- Fulana, e você?

- Beltrano. O que você faz?

Ou:

- Por favor, Fulana, se apresente.

- Meu nome é Fulana e eu sou farmacêutica.
E a gente aí fica achando que a profissão é o que nos define.

As pessoas vão me achar bacana porque eu sou publicitária.

As pessoas não vão achar você bacana se você não for uma pessoa bacana, ora.

Eu, quando estava trabalhando como publicitária, não estava feliz. Quem não é feliz é amargo, chato, sarcástico. Não é bacana. Por mais que eu seja uma boa pessoa (bom, aí você, que não me conhece, vai ter que confiar em mim – ou te passo depois os telefones de alguns amigos).

Você não é o que você faz. Você não é o cargo que você tem.

E, meu amigo, se você acha que seu cargo faz de você uma pessoa importante, está na hora de você rever seus conceitos.

Se você tivesse que se apresentar sem mencionar sua profissão, o que você falaria?

- Meu nome é Ciclana e eu gosto de andar na praia.

Eu acharia a Ciclana bacana, porque ela gosta de uma coisa tão simples, libertadora, saudável, gosta de estar em movimento, de ter contato com a natureza...

- Meu nome é Fulaninho e eu medito todo dia.

Eu adoraria conversar mais com o Fulaninho, porque acho que ele pode ser bacana, calmo, equilibrado e se conhecer profundamente.
- Meu nome é Beltrana e eu sou jornalista.

Já visualizei Beltrana estressada me contando da matéria que ela fechou de madrugada no último fim-de-semana.

Hoje eu vejo as postagens e check-ins das pessoas de agência no Facebook se vangloriando de estar trabalhando no fim-de-semana e tenho pena.

Tenho pena de quem não teve uma oportunidade para perceber onde está a nossa felicidade. Não me fale que está no seu trabalho, já que você ama o que faz, porque isso mostra que você está doente. Vá enriquecer as outras áreas da sua vida, pô!

Uma vez li, não sei onde, a história de um cara que tinha, no computador da empresa, um screensaver com uma foto da família dele. Estavam lá ele, a esposa, os dois filhos e a frase "Meu trabalho é apenas a ponta do meu iceberg".

Não confie em pessoas que vivem para trabalhar.

Elas estão fugindo. Elas precisam acreditar que você, que teve um burnout, é fraco. Porque, se eles não acreditarem nisso, terão medo de cair também.

As mudanças são difíceis, mas valem a pena.

Deixe o medo vir, olhe bem nos olhos dele e fale: "fala aí, mermão, qual é a tua?"

Ele vai responder: "você vai ficar doente o resto da vida, sem emprego, sem amigos, sem dinheiro".

E aí você vai dar seu jeito e fazer o possível para não acreditar nele.

Você vai querer provar pra ele que não vai acontecer isso.

E, porque você vai querer provar que não vai acontecer, não vai acontecer.

Eu sempre pensava que eu poderia ter tido esse burnout dez anos atrás.

Mas depois vi que, dez anos atrás, eu teria reagido como sempre: teria me deprimido e desistido.

E, se a gente desiste, porque fica com medo da vida ser isso, ou porque se convence que é vítima, a vida vai ser isso.

Mas se a gente fala "ah, não! Nem fo-den-do que minha vida vai ser isso!", ela não vai ser.

Porque você está no começo do caminho do aprendizado que vai te levar a um amadurecimento e um entendimento, de si mesmo e da vida, que vai mudar tudo pra melhor.

Tudo tem a hora certa e, se o seu burnout chegou agora, é porque agora você tem todas as ferramentas pra sair desse buraco.

Você só precisa confiar.

E saber que esse "só" aí foi uma tentativa minha de fazer você não se apavorar.

Porque vai ser (bem) difícil.

Olha, eu costumo contar a história de quando eu fiz minha cirurgia plástica - eu fiz uma redução de mamas.

Saí do hospital parecendo a noiva do Chucky. Era ponto, hematoma, inchaço, dor. Foram duas semanas de PURO HORROR!

Mas depois disso minha vida deu uma super mudada.

Porque, por causa do constante efeito sanfona, meus peitos ficaram parecendo uma obra do Ernesto Neto.

Foram duas semanas de horror, mas depois disso eu tenho uns peitos tão lindos que eu só não saio pelada pela rua porque vão me prender – e acho desperdício peitos tão lindos na prisão.

O que você prefere? Não ter duas semanas de dor e seguir a vida com peitos de uma avó yanomami? Ou passar duas semanas de terror e seguir sambando como a Globeleza em qualquer lugar sem medo?

O que você prefere? Não passar por um burnout e ser infeliz o resto da vida?

Ou ter uns anos de puro horror para ter o resto da sua vida toda como você merece e sempre quis?

A resposta a essa pergunta é que vai definir se você vai se paralisar pelo medo ou se vai pegar esse touro a unha.

Você está em cima de um cavalo disparado que teve a ideia maluca de passar por um vão em que só cabe ele... você tira o pé do estribo e se segura ou pula do cavalo em desespero e quebra a coluna no meio?

Calma. Vai dar tudo certo. Seu medo tá aí pra te ensinar.

AS CONTAS

Uma das coisas que mais me perguntam é sobre a grana.

Tem gente que pergunta como eu faço pra pagar os tratamentos sem estar trabalhando há tanto tempo. E, olha, não pergunte isso a alguém, porque é problema da pessoa.

Mas para aqueles que querem saber como podem fazer, eu geralmente digo que ficar no emprego atual, que te levou ao limite máximo do stress, não é uma boa alternativa.

Aí você me fala que você precisa pagar suas contas, que você tem filhos, família, aluguel, supermercado pra pagar. Eu sei.

Mas sabe aquela metáfora da máscara de oxigênio que cai no avião? A recomendação é a de que você coloque a máscara primeiro em você e depois nas crianças. Pode parecer um egoísmo louco, mas é uma questão de lógica: se você desmaiar antes de conseguir colocar a máscara nas crianças, vão ficar vocês todos sem máscara nenhuma.

É por aí.

Você ficar no seu emprego vai fazer mal pra você e pra quem convive com você. Porque você pode até estar se tratando, mas continua bebendo na fonte do stress.

É como se você tivesse levado um tiro na perna e está correndo com todas as suas forças para chegar no hospital. Spoiler: não vai dar certo.

A gente tem um grande problema pra se desapegar das coisas a que estamos acostumados, mesmo que elas estejam nos fazendo mal.

A gente já conhece, já sabe os problemas, dá uma sensação de controle. Mas, amigo, você não tem controle sobre nada e seu stress está aí pra provar isso. Nem você, nem ninguém.

Saia desse emprego que está te matando.

Porque, se você não fizer isso, um dia você vai ter um treco como o que eu tive e aí você vai ser obrigado a ficar em casa deitado sem fazer nada e garanto a você que vai ser tudo bem mais complicado.

É preciso entender, quando se chega no limite, que forçar a barra vai dar merda.

Parece simples, mas não é.

A maioria das pessoas, diante de um diagnóstico de burnout, continua trabalhando.

Tem gente que fala "deixa só eu colocar os projetos que estão na minha mão em um caminho seguro e daí eu paro".

Ou não para ou é parado antes.

O corpo está dando todos os sinais que levou um tiro na perna e você quer que os músculos não rasguem com você correndo a toda?

Pensa.

Bom, mas e aí? Como faz pra pagar os boletos?

Aí você vai arrumar uma fonte de renda temporária, que não tenha os elementos estressantes do seu emprego atual.

Então, primeiro, você tem que achar o que exatamente te estressa no seu emprego.

Por exemplo: eu me dei conta que o que mais me estressava no meu trabalho era o fato de eu ser obrigada a virar noites e finais de semana seguidamente. Tinha dia que eu não fazia nada e aí tinha uma reunião às dez da noite e toca virar a madrugada.

Porque as pessoas marcam reunião às nove e entram na sala às cinco, aí entra um, mas não entra o outro, aí no meio te tiram pra passar alteração de outro job, aí alguém que não tinha lido nada resolve que tá tudo errado, até que às dez e meia da noite as pessoas vão pra casa e fica o povo da Criação e do Planejamento até seis da manhã refazendo tudo.

Ficar até a manhã seguinte, tendo que voltar depois do almoço, frequentemente, por falta de organização e comprometimento dos outros, por vinte e cinco anos, pra mim, é de lascar!

Então, se eu sair do meu emprego e for trabalhar em outra coisa que eu tenha que sair tarde porque as pessoas acham legal ficar no Facebook o dia todo e, dez pra meio-dia e dez pra sete começar a trabalhar, vai me estressar mais.

Eu tenho que arrumar qualquer coisa pra fazer que não tenha esse problema.

Você não precisa achar uma nova carreira de um dia para o outro, eu estou falando o seguinte: é melhor você começar a vender bolo a arrumar trabalhos como freelancer na mesma área, se isso vai te estressar.

O objetivo é pagar suas contas, não começar uma nova carreira. Não agora.

O que você precisa fazer AGORA? Precisa identificar o que você não pode fazer, porque te estressa, precisa colocar suas despesas no papel pra ver o que pode ser cortado (acredite: muita coisa) e arrumar uma fonte de renda que pague o essencial.

Vender bolo, cosmético, fazer artesanato, revender roupa, trabalhar em uma loja, dar aula particular, sei lá.

O que você gosta de fazer?

Eu descobri que, pra mim, cozinhar relaxa minha mente, meus pensamentos, me ajuda a focar no agora. Então comecei a fazer snacks pra vender pros amigos.

É preciso ver seu limite.

Tem uma amiga sua que não tem trabalho fixo? Chame ela pra fazer bolo e vender junto com você. Ou pra vender o que você produz. Ou simplesmente pra divulgar seu bolo no instagram dela. Quando você estiver pior da fadiga, ela pode dar um gás, quando você melhorar, você volta a dar gás.

O problema é que a gente pensa as mesmas coisas e de um ângulo que conclui que não vai dar certo.

Muita gente descobre uma nova carreira a partir de um movimento como esse.
O que você faz bem? O que você gosta de fazer? O que você tem prazer em fazer? Descubra isso e depois pense: como isso pode se transformar em dinheiro?

Seja criativo. Não tenha medo de errar.

Tem um documentário no Vimeo chamado Lemonade, que mostra seis publicitários americanos que estavam bem nos seus empregos e, por conta da crise econômica, foram demitidos do nada.

Foi aquele choque, aquele chão que sai debaixo dos nossos pés, aquela sensação de "fodeu". E agora?

E aí um começou a pintar, já que ele não tinha tempo quando estava trabalhando.

Aí você diz: ah, que ótimo, ele resolveu que não precisava de dinheiro.

Não, ele resolveu que precisava dar um tempo pra ver o que fazer.

E aí que ele começou a vender as obras e finalmente passou a viver da sua pintura, como sempre quis.

Se ele, ainda no emprego, tivesse pensado nisso, ele certamente responderia pra si mesmo "imagina se sou louco de perder meu salário pra pintar, isso não dá dinheiro".

Olá, Tia Dirce.

Outra começou a fazer aulas de yoga... e virou professora de yoga.

Outro tinha como hobby comprar e experimentar cafés de todas as partes do mundo. É isso que ele faz hoje, empreendeu.

Outra montou uma consultoria na mesma área que trabalhava.

Porque as pessoas têm caminhos diferentes.

Teve um que começou um blog e descobriu que adorava fazer aquilo. Um dia, teve uma proposta pra fazer um freela imenso e passou um pouquinho mal de ansiedade. E aí falou com a mulher dele e decidiram que ele não pegaria o trabalho.

E quer saber? Ele hoje vive do blog.

O que mais vai fazer diferença é a sua atitude.

Se você já pensar "ah, mas não vou conseguir, mas não vai dar certo, mas isso é história que dá certo pra uma pessoa em um milhão", lamento, mas não vai dar certo mesmo.

Existem, no mínimo, duzentos e cinquenta profissões no Brasil. Você está me dizendo que as duas únicas opções pra você são o que você fazia ou ficar sem fazer nada lamentando que tá sem dinheiro?

Vou contar pra você a história de duas pessoas.

A pessoa A foi demitida e não estava conseguindo se empregar, tinha filhos e a conta no banco estava indo perigosamente para o vermelho. A solução foi enviar um e-mail para os amigos pedindo dinheiro, contando que não tinha saída, que a situação estava preta.

A pessoa B perdeu o marido, que tinha a renda maior da casa, já que a pessoa B ficava meio-período com os filhos. Pra ajudar, o ex-sócio do marido passou a mão na parte que seria dela na empresa deles. E ela vendeu bolo, salgadinho, vela, sabonete, roupa, manteve o padrão de vida com toda dignidade até achar uma oportunidade de retomar a carreira.

Quem é você? O que entrega os pontos e procura a pena das pessoas ou aquele que vai atrás do que quer?

Você foi atrás do que quis e lutou pra conquistar seu espaço a um ponto que se estressou nesse nível. Vai desistir agora? Agora? Sério?

Ache uma coisa que você goste de fazer e vá ganhar seu dinheiro sem stress por um tempo.

Faça seu tratamento, dê um tempo pra você, pro seu corpo, pra sua mente.

Confie e, na hora certa, você vai achar um novo caminho.

A enorme maioria das pessoas que chegam a um burnout mudam sua rota radicalmente. Não mudam só de emprego, mas de área.

O burnout está te dando duas oportunidades para escolher: continuar a fazer tudo como você fazia – e ter os mesmos resultados – ou fazer tudo diferente e ter a vida que você sempre quis.

E aí? Vai pegar o touro a unha ou vai jogar a toalha e desistir de você mesmo?

A LEI

Dados do Isma (International Stress Management Association) afirmam que noventa e seis por cento das pessoas que chegam a um burnout ficam incapacitadas de trabalhar, ainda que compareçam, por um tempo, ao seu local de trabalho (a pessoa está fisicamente presente, mas não consegue fazer suas tarefas).

Pela Lei 8213-91 é permitido o requerimento de auxílio-doença previdenciário e estabilidade provisória no emprego, desde que constatado que a doença tenha conexão direta com a profissão.

Mas eu queria ser aqui a portadora de péssimas notícias para você que se animou com esse parágrafo de cima: a prática é bem diferente da teoria.

Em primeiro lugar, fadiga de adrenal não é reconhecida como sendo uma doença pelos médicos alopatas. A síndrome de burnout é, como já vimos, encarada como depressão.

Quem vai avaliar você será um médico alopata que vai, no máximo, conceder alguns meses (tipo dois ou três) de afastamento, já que considera que, sendo uma depressão, uns poucos meses de tratamento (leia-se remédios) já vão dar conta de trazer a pessoa de volta plenamente às suas funções. E, como também já vimos, isso não é verdade.

Também o que é comum é a empresa justificar que o problema é externo, ou seja, está relacionado a problemas pessoais do funcionário.

Eu não tenho muita prática ou experiência nessa parte, porque a vida toda trabalhei em agências de comunicação que não eram multinacionais – isso quer dizer que eu sempre fui PJ e nunca tive carteira assinada.

Mas pelo que ouço e vejo... é isso aí.

Não vou entrar no mérito de como as empresas deveriam agir ou como deveriam mudar para apoiar os funcionários com burnout porque é um problema cultural e que não vai ser amenizado a curto prazo. É todo um outro livro inteiro. Por isso, decidi focar no que precisamos fazer para nos recuperar, dentro da realidade que temos.

Não adianta bradar que é preciso processar a empresa, que precisamos de apoio remunerado... porque não vai rolar.

Então, vamos mexer nosso doce e nos virar da melhor forma para nós.

Muita gente fica empacada nessa parte de querer um afastamento por burnout que contemple o tratamento, que é longo, ou querendo processar a empresa para obter recursos para pagar os tratamentos e não sai do lugar.

Não quero que você saia perdendo, quero que você aprenda a transformar sua vida com os seus recursos como eu tive que aprender.

É mais difícil agora, mas fica mais fácil depois – e pra sempre. Vai por mim.

MINHAS CONCLUSÕES

1 – Você precisa parar de comer lixo.

O conceito de que alimentação saudável é um ótimo remédio ainda é vista como piada. A Bela Gil é motivo de gozação e a filha dela é motivo de pena. Tadinha, não toma Toddynho.

Acontece que a alimentação baseada em ultraprocessados acaba com a sua saúde. E, pela nossa cultura, ficou doente, tomou remédio, não é mesmo?

Pensando a longo prazo, você acha que estará melhor, na sua velhice, tomando um monte de remédio e indo em médicos toda hora, pra poder comer seu açúcar, sua farinha de trigo, sua fritura, ou comendo direitinho desde já e viver sem remédios, se sentindo bem, aproveitando seu tempo, sua energia e seu dinheiro com coisas que te deixam feliz?

Não precisa radicalizar, é só moderar, ter equilíbrio.

Quem acha que as coisas boas da vida são aquelas que deixam a gente doente precisam urgentemente rever seus conceitos, seu estilo de vida, seu nível de autoconhecimento e entender que todo excesso é uma falta... o que está faltando na sua vida?

E o açúcar... Muuuita gente, quando está muito estressada, come quantidades enormes de açúcar.

O açúcar vicia e age como qualquer droga no cérebro: a pessoa passa a precisar de cada vez mais para se sentir bem.

Só que essa sensação de bem-estar é totalmente falsa!

Além de você querer mais e mais e mais, o açúcar faz um mal danado ao seu corpo. Muito mais do que você imagina. MUITOOOO mais do que você imagina.

Não é uma questão só de engordar. O açúcar te deixa doente. No caso de quem já está com stress, muito mais doente.

Fora que o açúcar aumenta - e muito - a ansiedade.

E a ansiedade faz você querer comer mais açúcar.

E você entra em um ciclo sem fim que vai te deixando cansado, doente... tudo que é ruim fica ainda pior com açúcar.

E, se tirar o açúcar da vida é difícil... é porque é um vício como outro qualquer. E estraga seu paladar. Quem come muito ultraprocessado não consegue achar um legume gostoso.

Aos poucos, o paladar vai des-viciando e você encontra prazer em coisas naturais, sem fazer mal para o seu metabolismo.

E lembrando que farinha de trigo e açúcar, uma vez que entram no corpo, são a mesmíssima coisa.

2 - Acredite nas suas verdades. As pessoas chamam a gente de fraco para se sentirem fortes.

Repara: toda vez que alguém te humilha, ri de você, desdenha de alguma coisa que você tem ou acredita, é porque a pessoa, sabendo que está em desvantagem, precisa te botar pra baixo pra se sentir acima de você.

Só que aí a gente cai, se sente humilhado, diminuído, ridicularizado.

Da próxima vez que isso acontecer, pare e preste atenção em quem está falando - e o quê - de você.

Como é a vida dessa pessoa? Preste atenção.

Se ela fosse uma pessoa feliz, não estaria falando com você assim.

Gente frustrada, perdida ou que reconhece em você as próprias fraquezas são aquelas que precisam ver você por baixo para achar que deram certo!

3 - Cuidado com a autocobrança: todo mundo erra.

Praticamente todo mundo que chega a um burnout tem uma autocrítica e uma autocobrança altíssimas.

Tudo tem que ser perfeito.

Eu sei que posso fazer melhor do que isso.

Não é isso o que as pessoas esperam de mim.

Geralmente, nosso ruim é o bom dos outros. E perceba que, quando erramos, nada é tão ruim quanto a gente imagina na nossa cabeça.

Todo mundo erra.

E os erros fazem a gente aprender e sermos mais fortes. Não tem nada de ruim nisso.
Fora que o mundo não está prestando tanta atenção na gente. Pense nisso.

Vou dividir com você a maravilhosa técnica do Tudo Bem, que li em um artigo do HuffPost Brasil, escrito por Lucas Liberato: partindo da ideia de que tudo o que você foca, cresce, ele passou a pensar assim: Fulano concordou com você? Tudo bem. Fulano não concordou com você? Tudo bem.

E é isso. É focar as energias nas coisas que te fazem bem, sem perder tempo se preocupando com o que você não pode mudar.

Mas se alguma coisa for realmente um absurdo e te abalar muito, falar "tudo bem" vai parecer idiota, então mude para "eu escolho me sentir bem".

4 - O trabalho não é o centro da sua vida. É só a ponta do seu iceberg. Não enterre todo o resto. Encare de frente.

A gente trabalha o dia inteiro, às vezes dia e noite, com a pessoa e acha que ela é aquilo que vemos e só.

Não é raro alguém aparecer cabisbaixo no trabalho e as pessoas perguntarem o que aconteceu... no trabalho.

Como se a pessoa só pudesse estar triste com alguma coisa que aconteceu ali, naquele ambiente onde a gente acha que ela vive o tempo todo.

Mas o pior é que achamos isso da gente também.

Quando a carreira vai bem, é natural a gente focar nela, até pra não precisar lidar com o que não está bem na vida. Vira um pretexto.

Às vezes o que é encarado como perfeccionismo ou como workaholism é uma fuga da vida. A pessoa trabalha vinte horas por dia, toma banho, dorme, volta pro trabalho e não tem tempo de fazer mais nada.
Não tenho tempo pra pensar nisso.

Não tenho tempo pra te encontrar.

Mas, quando a pessoa não tem escapatória, ela arruma tempo. O cara não tem tempo pra fazer exercício, mas, depois de enfartar, ele arruma uma hora por dia pra caminhar.

Não enterre as coisas. Encare sua vida de frente.

Dói menos.

5 - Amar o que faz não é sua garantia de que não vai se estressar.

Tão logo as pessoas foram descobrindo que eu tinha tido um burnout, logo começaram os comentários de que "comigo isso nunca vai acontecer, porque eu amo o que eu faço".

Eu também amava.

Mas foi por não conseguir fazer o trabalho que eu amava sem sobrecarga, sem assédio moral, sem desautorização, sem autocrítica, sem pressão, sem puxadas de tapete, sem reconhecimento foi que eu dei defeito.

Quem não ama o trabalho tem mais chance de não ficar doente, porque joga tudo para o alto e vai fazer outra coisa.

Quando a gente constrói uma carreira em um trabalho que é uma paixão, a dificuldade pra entender que precisa abandonar aquilo é tão grande quanto a demora pra criar coragem pra mudar a vida.

É aí que mora o perigo.

Pra mim, esses comentários são feitos por quem não pode considerar estar no meu lugar, porque, como eu, sem o trabalho, não tem vida.

E isso é o maior erro que alguém pode cometer.

Vá viver sua vida, pô!

6 - Não ter tempo pra ficar doente não vai fazer você não ficar doente.

A gente vive em uma cultura em que virar noite trabalhando e não ter vida é sinal de sucesso. Não tem um sinal mais claro de falta de sucesso do que isso.

Um sujeito escravo do trabalho, que se esconde na empresa pra não encarar a vida, que corre o dia todo e se preocupa tanto que não consegue ter prazer em nada.

Que não curte a família, não ri com os amigos, come porcaria, fica doente a cada dia, tem a perspectiva de uma velhice sem saúde, afastado das pessoas e remoendo o passado.

Que sucesso é esse?

Um cara bem-sucedido é aquele que trabalha bastante e vive bastante.

Que usa o dinheiro que ganha pra viajar, pra fazer a família feliz, pra curtir as coisas boas da vida com os amigos, que investe em uma vida com saúde e energia na velhice.

E outra: geralmente quem não tem tempo pra ficar doente é quem vai ser obrigado a achar tempo pra se tratar de um grave problema de saúde.

7 - Se você tiver um burnout, tente aceitar. A diferença da raiva e da indignação é que a raiva só faz você sofrer. A indignação faz você lutar contra o que está te fazendo sofrer.

Não tem jeito, a primeira coisa que a gente se vê fazendo é lamentar. É difícil aceitar que todo mundo está vivendo, viajando, produzindo e você está jogado na cama, no sofá, dentro de casa, se sentindo mal, deprimido, fraco e assustado, ouvindo groselha das pessoas, que garantem que você está de frescura.

Mas quanto antes você aceitar, melhor.
Porque você começa a reconhecer o que tem de bom na sua vida, a agradecer e a criar meios de conviver da melhor forma com as suas limitações.

Isso tira um grande peso das nossas costas e dá força pra gente procurar ajuda assertivamente, entender o que está acontecendo, se informar, perguntar, pesquisar e ir transformando esse enorme drama em um aprendizado fundamental para uma reinvenção completa para uma vida mais leve e feliz.

8 - Nunca aja como vítima: você tem a vida que você construiu.

É duro, mas é verdade: tudo o que está acontecendo na sua vida foi provocado por você. E quanto antes você entender isso - e aceitar - mais rápido você vai começar a transformar o que está ruim em uma vida melhor.

Você teve um burnout? Não é culpa sua. Mas foram suas escolhas que te trouxeram aqui.
Resta a você entender o que você poderia ter feito diferente e o que você não tem como mudar, porque sua cabeça funciona assim.

O que você poderia mudar, treine sua mente para mudar. Pense melhor, mude, escolha outros caminhos, arrisque, não tenha medo.

O que não depende de você, procure ajuda. Faça uma boa terapia pra aprender como se muda os padrões de pensamento e comportamento que você não consegue fazer diferente, mas que te amarram e te prejudicam.

Mas lamentar, reclamar e se sentir azarado nunca ajudou ninguém no mundo inteiro. Só prolonga o sofrimento.

Levanta, sacode essa poeira e dá a volta por cima!

9 - Você não tem culpa por ter tido um burnout. Mas você tem a responsabilidade pelo seu tratamento.

Lamentar não ajuda. Reclamar não ajuda.

Pôr a culpa no médico não ajuda. Recusar terapia não ajuda.

Você não tem culpa por lidar com as coisas de um jeito que te estressa.

Você não tem culpa porque seu trabalho é cruel, com sobrecarga, pressão, cobrança e provavelmente um chefe idiota ou uma equipe despreparada. Mas falar "a culpa não é minha" e entregar pra Deus não resolve.

Você precisa assumir as rédeas do seu tratamento. Procure o médico certo. O terapeuta certo. O naturopata certo. O acupunturista certo. A aula de yoga certa. O tipo de meditação certa. A alimentação mais correta.

Procure o que faz sentido pra você.
Não tem distância, tempo e grana que justifiquem o contrário.

Não se faça de vítima. Quem vai mudar sua vida é você! E só você!

Não tem uma pessoa nesse mundo, além de você, que possa fazer isso.

Então faça!

10 - Burnout não vem pra sua vida pra você sofrer: é uma oportunidade.

Quanto mais rápido você entender isso, melhor.

Porque a cura do burnout é a reinvenção da sua pessoa, é a mudança total de vida.

Mas não é largar tudo e ir gerenciar uma pousada na praia ou viver em uma ilha deserta: é mudar a sua forma de lidar com os problemas, é mudar a sua forma de encarar as coisas, de se relacionar com as pessoas e com você mesmo.

É parar de se fazer de vítima, de focar no problema, de tentar agradar todo mundo o tempo todo.

É conseguir fazer as coisas pensando em agradar a você mesmo.

É achar o que faz você feliz, sem se preocupar com o que vão achar.

É o jeito que a vida achou de te mostrar que, do seu jeito, não estava dando certo. Que é preciso mudar.

E se essa segunda chance foi dada é porque você agora tem o que é necessário, dentro de você, pra promover essa mudança.

Corte seu pessimismo, abrace a tese de que o que está acontecendo com você hoje é o melhor pra sua vida. Aprenda a confiar que as coisas vão dar certo.

Por que vão.

Na hora que você conseguir se desamarrar dos medos, elas vão dar certo.

Quem é mais velho sabe muito bem quem é a Janete Clair. Foi a escritora de novelas mais conhecida dos anos setenta, respeitada, consagrada, celebrada.

Uma vez Janete foi chamada pra salvar uma novela que despencava mais e mais a cada dia no Ibope.

Ela analisou, analisou e fez o seguinte: escreveu um furacão, dizimou noventa por cento dos personagens e partiu dali para construir uma nova trama, que foi um sucesso.

Isso é o burnout na sua vida: é um basta nessa vida sem graça, pesada, sofrida e arrastada e uma chance de dizimar tudo o que te faz mal e começar uma nova vida, que te faça feliz.

Agora você está em um cavalo disparado.

Você vai se jogar no chão ou se manter firme até o perigo passar?

A escolha é sua.

AGRADECIMENTOS

Se tem uma coisa que eu me orgulho na minha vida é da qualidade dos meus amigos. Mesmo com as baixas normais de um burnout, tem muita gente em volta de mim que merece, cada um, um livro inteiro. Gente que me pergunta sempre como estou – e OUVE a resposta. Quanto incrível é isso? Gente que me ouve tagarelar, pensar alto, metralhar os outros de perguntas e falar as maiores abobrinhas sem perder o foco em quem eu sou de verdade.
Vocês sabem quem são e, espero, sabem que têm em mim uma pessoa dedicada a fazer o que puder pela felicidade de cada um de vocês.
Mas eu queria, aqui, focar nas pessoas de alguma forma diretamente fundamentais em todo esse processo de recuperação do burnout. Um agradecimento especial a elas:

À **minha mãe**. Quando eu tinha uns três anos, meu pai ficou me filmando no quintal de casa com sua câmera nova. De repente, ele falou: "Rô, vai até lá no muro", pra que eu fosse filmada em novas distâncias panorâmicas. Era tipo quatro metros de distância. Mas eu fiz menção de ir e, no segundo seguinte voltei, dei um abração na minha mãe, e só aí segui correndo para o muro. É assim que a gente é, eu e ela. Com ou sem burnout.
"Deixa pra lá, Rô"
Com ela, aprendi que não importa o que esteja acontecendo, quem me conhece e me ama verdadeiramente SEMPRE vai acreditar em mim.

Ao **Dr. Fábio Bechelli**, que nunca entregou os pontos. Nunca duvidou de mim. Nunca desdenhou de nenhum sintomazinho sequer.
"A gente vai conseguir!"
Com ele, aprendi que existem médicos mais preocupados em nos ver bem do que em ter razão.

Não existe nada mais importante em uma recuperação de burnout do que alguém que não deixa a gente desistir.

Ao **Luiz Otávio Barros**, o Tch, que foi o responsável por um arquivo de Word estar agora nas suas mãos em forma de livro.
"People of the sky!"
Com ele, eu aprendi, em uma aula de inglês, que às vezes a gente parece estar patinando sem sair do lugar mas, se não desistir, a gente logo percebe que estava andando.
Em uma recuperação cheia de altos e baixos, saber disso faz toda diferença.

Ao **Mentor Muniz Neto**, que me mandou largar mão de ser mimada :)
"Ora, por favor!"
Com ele, aprendi a dar minha opinião, mesmo sabendo que ia dar merda. Entender que não sou a vítima do mundo e que não tenho obrigação de agradar todo mundo foi fundamental na hora de entender o que foi o burnout na minha vida.

À **Rúbia Fófano**, minha amiga desde que a gente fazia escolinha de ballet com seis anos de idade (nhóim). E que me aguenta, Jesus amado, tagarelando sobre tudo e todos desde então.
"Aí, né?..."
Com ela, eu aprendi cedo o que é um verdadeiro amigo.
Não se sai de um buraco tão fundo sem ninguém pra te dar a mão.

Ao **Wagner Brenner**, que em uma conversa de uma hora me explicou mais do que estava acontecendo comigo do que os dois anos anteriores de terapia.
"Você abriu o armário e caiu tudo em cima de você. Mas todo mundo tem um armário. E todo mundo vai ter que organizar esse armário um dia. Não é melhor que seja agora?".
Com ele, aprendi que o burnout era uma oportunidade.
A recuperação só começa quando a gente entende isso.

Ao **Wagner Vitorino**, o Waguerê, que é tão meu amigo que eu o considero o irmão que eu nunca tive. E que segurou minha onda, como chefe e como amigo, na minha pior fase. E em todas as outras.
"Amanhã é amanhã, Robi. Vamos resolver o de hoje."
Com ele, aprendi a viver um dia de cada vez.
Não se vence um burnout sem entender isso.

E, pra terminar, não posso deixar de mandar um "obrigada" enorme para o **Junior Porfirio**, que fez a capa desse livro, e ao **Dov Zylberman**, por ter indicado o Dr. Fábio - mas principalmente por ter insistido por quase um ano inteiro até eu resolver deixar de ser besta e ir lá :)

CONTATO

No Youtube: No Limite Do Stress

Facebook e Instagram: @nolimitedostress

nolimitedostress@gmail.com

www.ingramcontent.com/pod-product-compliance
Lightning Source LLC
Chambersburg PA
CBHW082249220526
45469CB00009B/2928